La prévention peut notre desti

Nous sommes tous abreuvés de messages de prévention. Nous en comprenons certains («Fumer tue!»), mais d'autres restent du domaine de la formule («Les antibiotiques, ce n'est pas automatique!»). Et pourquoi les antibiotiques ne seraient-ils pas automatiques, alors que les viandes que nous mangeons en sont infestées? Et pourquoi le tabac tue-t-il alors que la pollution est partout?

Exposer les mécanismes qui expliquent pourquoi ces messages sont importants constitue à nos yeux un geste de prévention fondamental. Car il s'agit de comprendre comment, avec ses forces et ses faiblesses, on peut mettre en place des règles de prévention qui nous sont adaptées et qui relèvent de la clairvoyance et de l'autovigilance.

Reprendre le contrôle de son existence ne relève pas du masochisme – tout comme ne pas y parvenir ne doit pas entraîner de culpabilité. On peut trouver du plaisir à reprendre les rênes d'un corps qui fonctionne mieux, à se sentir capable de telles prouesses. **C'est une stratégie qui s'inscrit dans la durée et qui développe une formidable envie de vivre aussi longtemps que possible et en bonne santé**. Tel est l'autre objectif de ce livre.

LA PRÉVENTION REVIENT DE LOIN !

Au début, c'est-à-dire avant que la santé ne devienne une préoccupation essentielle des Français, la prévention n'intéressait personne. Ou presque. Quelques médecins peut-être, ou des assureurs inquiets mais éclairés. Pour le grand public, la prévention était ressentie comme un catalogue rébarbatif sur le mode «Fais pas ci, fais pas ça!». Il faut dire qu'à cette époque nous étions tous insouciants: on fumait sur les plateaux télé, on buvait chez Bernard Pivot et s'estimait agressé si quelqu'un s'avisait de réprimer notre coup de fourchette. Quant à l'exercice physique, Churchill l'avait bien stigmatisé en fumant son cigare et en expliquant le secret de sa forme par cette formule célèbre : « No sport ! » Ce qui ne l'a pas empêché de mourir à 90 ans, d'ailleurs – mais il arpentait les rues de Londres pour réfléchir !

Ce seul exemple a suffi pour mettre du plomb dans l'aile de la prévention pendant pas mal de temps. D'autant qu'on nous servait d'un index menaçant la liste de tout ce qu'il fallait ne pas faire : fumer, boire, manger gras, salé, sucré. Bref, tout ce que nous trouvions bon. Et l'on opposait à tous ces « délices » la liste rébarbative de tout ce qu'il fallait faire : mettre des préservatifs, faire de l'exercice physique, boire de l'eau… Les antipodes du plaisir !

On peut malgré tout penser qu'une brèche s'est ouverte, lorsque le sida a obligé toute une génération à enfiler des préservatifs. L'ensemble de la société s'est alors tournée avec inquiétude vers plus de sécurité, introduisant au long des années le principe de précaution dans les moindres recoins de notre existence, au point d'aboutir à l'aberration actuelle de la recherche du risque zéro. Il faut quand même rappeler que le seul moment de la vie où l'on ne risque plus rien, c'est quand on est mort !

Les campagnes de prévention et les mesures répressives en matière d'alcool au volant et de sécurité routière ont également joué un rôle significatif dans l'esprit du public. À force de nous exposer des corps déchiquetés au retour de boîtes de nuit, l'idée de devenir « raisonnable » est devenue compatible avec la vie moderne.

C'est vers les années 2000 que **la prévention** a montré un visage nouveau : elle n'est plus un catalogue déprimant de bonne conduite, mais une attitude volontaire adaptée à chacun. Elle **s'est personnalisée**, chacun pouvant s'attribuer, en raison de ses particularités, des libertés que son voisin ne peut pas s'accorder. On a bien dû admettre (études et observations à l'appui) que certains pouvaient conserver un poids stable en mangeant sans se priver et d'autres boire de façon excessive sans risquer la cirrhose.

C'EST TROP INJUSTE !

Nous ne naissons pas égaux face à la maladie, encore moins face à la bonne santé. Tout individu possède dès sa naissance un terrain qui lui est propre, constitué par son patrimoine génétique et par tous les événements intervenus au cours de sa gestation. Différentes fées, bonnes et mauvaises, se penchent alors sur le berceau de l'enfant. Il ne peut rien aux cartes liées à sa génétique ; tant que les thérapies géniques ne seront pas au point, il n'y pourra rien changer. La hotte chargée de certaines malédictions, il va toutefois grandir harmonieusement la plupart du temps – en Occident du moins, qui reste un monde protégé pour la majorité de ses habitants. Ensuite, en fonction de son cadre familial, social, etc., il va adopter des comportements qui vont interagir, de façon positive ou négative, avec ses forces et ses faiblesses potentielles. Il pourra donc **rebattre une partie des cartes** qu'il a reçues à la naissance.

Notre comportement est pratiquement le seul facteur sur lequel nous pouvons agir pour modifier notre santé. Et sans le savoir, tel Monsieur Jourdain qui ignorait qu'il faisait de la prose, nous mettons en place un phénomène savant appelé **« épigénétique »**, peut-être plus puissant encore que la génétique.

Comme l'explique le biologiste Joël de Rosnay, l'épigénétique est la grande révolution biologique de ces cinq dernières années[1]. On le sait désormais : **grâce à un comportement adéquat** (alimentation équilibrée, sport, etc.), **nous influençons l'expression de nos gènes, nous les stimulons, nous les réprimons.** Pendant longtemps, on a pensé que cet ADN (acide désoxyribonucléique) ne pouvait varier qu'avec des mutations. On savait que le programme de la vie ne codait que pour 15 % des outils qui faisaient fonctionner la cellule, les enzymes et les protéines. 15 % seulement ! Et le reste ? On l'a appelé *junk DNA*, « ADN poubelle » en français. On sait maintenant que ces 85 % d'ADN permettent la fabrication de petits brins d'ARN (acide ribonucléique), plus simples et plus légers que les premiers, ils circulent en permanence dans le corps et régulent le fonctionnement des gènes. L'épigénétique, c'est la modulation de l'expression des gènes. En fonction de quoi ? Du comportement ! Ce que l'on mange, l'exercice pratiqué, la gestion du stress, le plaisir à faire ce que l'on fait, un réseau familial et social développé. Ces cinq éléments, combinés entre eux, conduisent à la production dans le corps de petites molécules qui s'accrochent à des enzymes, lesquelles vont entrer ou être reconnues par le noyau cellulaire, où se situe l'ADN. Voilà ce qu'explique le biologiste Joël de Rosnay. En trois minutes sur YouTube, il résume l'impact fantastique de l'épigénétique.

Cette découverte est extraordinaire de conséquences pour l'individu et pour la médecine préventive. **Oui, vous êtes en partie responsable de votre santé. Oui, vous avez le pouvoir de la changer dans le bon sens!** Vous en doutez? Alors pensez aux abeilles. Toutes les larves ont le même code génétique. Strictement LE MÊME. Pourtant, si certaines abeilles se nourrissent de gelée royale, elles se transforment en reines qui vivront plus longtemps!

Donc, agir sur son comportement, c'est agir sur son ADN! Certes, on ne choisit ni sa famille ni ses gènes! On n'agit pas sur ses antécédents (ce qui est fait est fait!), notre marge de manœuvre sur notre environnement est faible (sauf à déménager là où l'air est pur et l'eau moins polluée!), et plus le temps passe, moins on peut changer le cours des choses… En revanche, on peut identifier ses faiblesses et les compenser, reconnaître ses forces et apprendre à s'en servir. De même, certains comportements, comme l'amélioration de l'habitat, une autre façon de gérer le stress, d'organiser sa vie, etc., sont modifiables et peuvent améliorer durablement notre santé.

Pour le reste, c'est la vie qui décide: notre âge et notre sexe nous exposent statistiquement à de nombreux facteurs de risque qui constituent autant d'éléments aggravants. Certains passent au travers, comme par miracle. D'autres pas. Peuvent également survenir, même si on reste très vigilant, des accidents ou des maladies imprévisibles susceptibles, elles aussi, de rebattre les cartes. Notre passé nous suit tout le temps! **C'est donc notre action sur le présent qui conditionne notre futur.** C'est ce qu'on appelle la prévention. Un slogan du Comité français de lutte contre l'hypertension le résume de façon limpide: «Soigner ses artères à 60 ans, c'est protéger son cerveau à 80.» Entre autres…

UNE PRÉVENTION EN TROIS ÉTAPES

Éviter de tomber malade, c'est la prévention primaire, qui vise à limiter les risques, à renforcer nos comportements positifs et à dépister les signes avant-coureurs des maladies. Chacun de nous est affecté de risques potentiels: risque cardiovasculaire, risque osseux, syndrome métabolique, risque de diabète… Le problème, c'est le cercle vicieux: le diabète est un facteur de risque d'hypertension, qui est lui-même un risque cardio-vasculaire, etc.

Une fois qu'on est tombé malade et qu'on a guéri, on cherche à éviter que cela recommence. Chat échaudé... On devient méfiant, mais « la peur n'évite pas le danger », pour reprendre un adage bien connu. Et bien souvent on retombe à nouveau malade. C'était prévisible : la maladie a entraîné la lésion d'un organe ou son mauvais fonctionnement, donc elle récidive. Le plus souvent de façon aiguë, suivie d'une nouvelle guérison. Mais parfois aussi de façon chronique. Le diabète, maladie particulièrement sournoise, passe d'emblée à la chronicité parce qu'on n'a pas su la dépister lorsqu'elle était silencieuse. C'est vrai également pour d'autres pathologies.

Le rôle de la prévention secondaire est donc d'éviter que la maladie revienne une fois guérie et de limiter les poussées aiguës quand elle devient chronique. Voilà pourquoi les médecins proposent des traitements curatifs et des traitements préventifs. Dans le même but, ils mettent en place une surveillance alimentée par toute une batterie d'examens (prises de sang, contrôles radiologiques, etc.). La prévention secondaire témoigne donc, par essence, de l'échec de la prévention primaire. Ce qui ne l'empêche pas d'avoir une action formidable : éviter que la maladie ne s'aggrave.

Lorsque celle-ci est installée de façon irrémédiable, elle devient un véritable handicap. Le rôle de la prévention tertiaire est alors d'éviter qu'elle ne dégénère encore. Là aussi, ce niveau de prévention signe l'échec de la prévention secondaire, mais elle permet quand même à de nombreux patients de gagner des années de vie supplémentaires.

À qui la faute de tous ces échecs de la prévention ? Aux patients ? Aux médecins qui les suivent ? À l'ignorance des facteurs initiaux qui ont entraîné la maladie ? Quelle que soit la réponse, un nombre croissant de professionnels de santé est convaincu que seule une prévention individuelle et personnalisée permet de limiter ces échecs.

LA RÉVOLUTION 3.0

Deux bouleversements en matière de prévention sont apparus depuis les années 2010. D'abord, la formidable intrusion d'Internet dans nos vies

permet de nous évaluer, avec des applications intelligentes capables de nous alerter au quotidien ou de nous aider à prendre des décisions adéquates.
Ensuite, les objets connectés (balances, podomètres qui calculent notre activité physique, etc.) reliées à des « web app » nous renseignent et parfois nous conseillent. Le « quantified self », c'est-à-dire l'autosurveillance de certains aspects de notre santé, permet de donner à la prévention un caractère ludique : on joue à améliorer ses performances, avec soi ou avec les autres, parfois même contre les autres. Et déjà les objets connectés investissent le « health care », c'est-à-dire la surveillance et le soin des maladies. Une sorte de prévention secondaire et tertiaire assistée par ordinateur.
Désormais, la prévention n'est plus ce catalogue himalayen qui nous empêche de vivre tranquillement nos excès, mais un but en soi, une nouvelle façon de vivre mieux, plus longtemps et en bonne santé. Et sur ce chemin, nous disposons d'alliés efficaces : les systèmes experts d'aide à la décision et les objets connectés, manipulables par le grand public.
C'est ce qu'on appelle la prévention 3.0.
L'homme a autant besoin de démesure que de mesure. La première lui permet de faire bouger les lignes de sa vie quand la seconde lui offre de continuer à en profiter.
Aujourd'hui, la prévention a vraiment le pouvoir de changer notre destin.

Dr Loïc Étienne et Rica Étienne

PREMIÈRE PARTIE

Vivre en bonne santé, ça s'apprend !

CHAPITRE 1

Se connaître, le commencement de tout

Connais-toi toi-même ! Cette phrase gravée sur le fronton du temple de Delphes et reprise par Socrate quatre siècles avant J.-C. est l'une des idées fortes de l'humanisme. Mais si le concept paraît simple, sa mise en œuvre et surtout les applications au quotidien le sont moins. C'est pourtant un point essentiel dans le domaine de la santé, à la fois pour repérer les signes annonciateurs de la maladie (les « clignotants » du corps) et éviter que celle-ci ne s'aggrave lorsqu'on en est atteint.

Il s'agit tout aussi bien de connaître son corps et son fonctionnement que ses failles et ses fragilités (y compris les fragilités familiales).

On commence seulement à comprendre le rôle primordial du ventre – notre « deuxième cerveau » – sur l'immunité, mais aussi son lien étroit avec notre humeur et nos émotions. Son implication est également établie dans les mécanismes inflammatoires responsables de la plupart des maladies chroniques dites « de civilisation ». L'une des avancées médicales les plus remarquables de ces dernières années est la compréhension fine des mécanismes de l'inflammation, une révolution conceptuelle, une nouvelle grille de lecture des pathologies.

Se connaître, c'est aussi avoir conscience que chaque individu est unique, avec son terrain, ses antécédents, ses forces, ses faiblesses et son mental.

C'est enfin savoir quand et comment pratiquer une automédication raisonnée, et adopter une attitude responsable vis-à-vis des médicaments, notamment des antibiotiques.

Deux années de médecine en quelques pages

On peut parfaitement vivre sans savoir où se trouvent tous ses organes et à quoi ils servent. Mais comprendre un peu « comment ça marche » permet de lever bien des doutes et évite d'alimenter la machine à fantasmes. Une arme essentielle pour ne pas se miner en vain, surveiller ce qui ne va pas, donner l'alerte à bon escient et mieux dialoguer avec son médecin.

LES FONCTIONS VITALES

Pour fonctionner, notre corps a besoin de trois éléments vitaux : de l'eau et de l'énergie fournies par la digestion, de l'oxygène apporté par la respiration. Ces éléments seront utilisés par toutes les cellules de notre corps au service des fonctions vitales.

LA DIGESTION

L'eau et l'énergie proviennent de l'alimentation, donc du système digestif. Le tube digestif est un long tuyau constitué de l'œsophage (dans le thorax), puis de l'estomac (dans le haut de l'abdomen), suivi par le duodénum, où sont déversés tous les produits venus du foie et du pancréas et qui servent à transformer les aliments en petites unités absorbables par les intestins. La suite de la digestion s'effectue dans l'intestin grêle et le côlon. Elle consiste à récupérer toute l'eau et les nutriments nécessaires, pour ne laisser dans le tube digestif que les résidus qui seront éliminés avec les selles.

LA RESPIRATION

L'air passe par la bouche et le nez, puis descend dans le thorax par un gros tuyau vertical, la trachée. Celle-ci se divise en deux bronches, qui elles-mêmes se sous-divisent comme les branches d'un arbre. Chaque petite bronche, ou bronchiole, se termine par un cul-de-sac, les alvéoles pulmonaires. L'oxygène franchit ces alvéoles et passe dans le sang en se fixant sur les globules rouges, où il vient prendre la place du gaz carbonique, lequel passe du sang vers les alvéoles pour remonter vers la bouche, où il est alors expiré. C'est le passage du gaz carbonique au niveau du larynx qui fait vibrer les cordes vocales et permet la parole.

LE TRAVAIL CELLULAIRE

Tous nos organes sont constitués de cellules qui consomment, stockent ou utilisent les glucides, les lipides, les protides et les sels minéraux afin de remplir leur fonction. Les produits qu'elles fabriquent vont soit être éliminés par un canal (par exemple, les larmes par le canal lacrymal), soit passer directement dans le sang veineux (c'est le cas de toutes les glandes dites « endocrines », comme la thyroïde ou la surrénale) et remonter jusqu'au cœur pour être redistribués dans la circulation artérielle.

LA CIRCULATION SANGUINE

Elle est assurée grâce à une pompe, le cœur, situé au milieu du thorax, légèrement sur la gauche. En fait, ce muscle est composé deux compartiments distincts : le cœur droit, à faible pression, qui s'occupe du sang non oxygéné, et le cœur gauche, à forte pression, qui s'occupe du sang oxygéné.

Chaque moitié de cœur comporte un ventricule (très musclé et capable de chasser le sang) et une oreillette (peu musclée, capable de recueillir le sang). Quand le cœur gauche (ventricule gauche) se contracte, il envoie sous forte pression du sang artériel (rouge) dans les artères du corps pour nourrir les organes ; quand il se détend, il récupère dans l'oreillette gauche le sang rouge fraîchement oxygéné par les poumons. Le mécanisme est le même pour le cœur droit : quand le ventricule droit se contracte, il envoie sous faible pression du sang veineux (bleu) vers les poumons afin que ce sang reçoive de l'oxygène ; quand il se détend, il récupère dans l'oreillette droite le sang bleu venu de toutes les veines du corps. Cœur droit et cœur gauche fonctionnent de façon synchrone, ce qui donne l'impression qu'il n'y a qu'un seul cœur qui bat. Le sang est une sorte d'autoroute où circulent aussi bien les nutriments et l'oxygène que des produits de dégradation des cellules (acide urique, urée).

L'ÉLIMINATION DES DÉCHETS

Toutes les activités du corps humain aboutissent à la production de déchets. Il y a d'abord le gaz carbonique, éliminé dans l'air que nous expirons. Vient ensuite le résidu de tout ce qui n'a pas été absorbé par les intestins et qui se retrouve dans les selles. Il y a enfin tous les déchets inutilisables à base d'azote ou de sels minéraux, solubles dans les urines et filtrés à partir du sang.
Un mécanisme complexe permet donc de gérer ce qui entre dans notre corps et ce qui en sort. Mais pour que tous ces organes soient parfaitement coordonnés, il faut qu'ils communiquent entre eux !

LA COMMUNICATION ENTRE LES ORGANES

Pour se coordonner et échanger des informations, les organes s'envoient mutuellement des signaux grâce à des messagers (les hormones, qui circulent par voie sanguine, et les médiateurs chimiques, qui transmettent les ordres par voie nerveuse). Sans tout ce système de communication, les organes distants ne pourraient pas synchroniser leurs actions. De nombreux organes synthétisent des hormones qu'ils envoient dans la circulation : l'hypophyse et l'hypothalamus (voir p. 265), la thyroïde, les surrénales, les intestins, le pancréas, le foie, les testicules, les ovaires, etc. Ces messages hormonaux, parfois soutenus par des messages nerveux, permettent d'assurer l'ensemble des fonctions vitales : la digestion, la reproduction, le maintien de la tension artérielle, etc.
Tous les organes sont maintenus en place par ce qu'on appelle le « tissu conjonctif », à la fois soutien des organes et lieu d'échange de l'information.

Toute cette machinerie complexe qui gère les fonctions vitales sert à produire l'énergie indispensable aux activités humaines : penser, marcher, se reproduire, etc.

Le corps, cet inconnu

Le corps humain compte 90 organes (cœur, poumons, peau, estomac, etc.) et autant de fonctions (respiration, digestion, circulation, etc.). Nous en savons tous les jours un peu plus sur cette formidable mécanique. Mais bile, qui ne présentent aucune zone d'ombre, le corps continue d'abriter des fonctions ou des mécanismes qui nous restent mystérieux, des hormones à découvrir...
La plupart des maladies dont nous souffrons dépendent de l'interdépendance entre tous ces organes et résultent de leurs échanges cacophoniques. « La bonne santé, c'est le silence des organes », affirmait à juste titre le Pr René Leriche.

LES ACTIVITÉS HUMAINES

LA DÉCISION

Avant de prendre une décision, le cerveau a reçu des informations des cinq sens (vue, ouïe, goût, odorat et toucher) et appréhende aussi l'équilibre du corps, sa position ainsi que celle de la tête et de tous les membres. Toutes ces informations circulent par les nerfs crâniens, qui véhiculent les informations venues de nos cinq sens, et par les nerfs sensitifs, qui renseignent le cerveau sur l'environnement périphérique (température, sensibilité, douleur, etc.). Le cerveau intègre toutes ces informations et envoie des ordres par les nerfs moteurs pour que la décision qu'il a prise soit exécutée.

LES MOUVEMENTS

Ils sont produits par les muscles, grâce aux ordres venus du cerveau lesquels activent toutes les actions conscientes (la marche, par exemple) ou les fonctions automatiques (la respiration). Les os ne peuvent bouger que parce qu'ils sont munis d'articulations, lesquelles sont maintenues par des ligaments.

La coordination des mouvements est pilotée par le cervelet, situé à l'arrière et en dessous du cerveau. C'est grâce à tout cet ensemble que nous marchons, bougeons, ressentons les effets du monde extérieur et adaptons nos actions aux circonstances.

LES ACTIONS CÉRÉBRALES

Ce sont non seulement toutes les fonctions intellectuelles supérieures conscientes qui nous permettent de penser, écrire, parler, réfléchir, envisager nos actions futures, etc., mais également toutes les fonctions inconscientes (respiration, température, etc.).

Grâce à tout ce qui précède, nous sommes capables de nous déplacer, de décider, de nous protéger, de subvenir à tous nos besoins, et de nouer avec nos semblables des rapports très complexes.

LA MAINTENANCE

LA PROTECTION

Nous disposons de deux outils essentiels pour nous protéger : la peau, qui nous enveloppe et nous protège, et le système de défense immunitaire. Embryologiquement, la peau est de même nature que le système nerveux. Cela explique qu'autant de maladies neurologiques ou immunitaires s'expriment par des manifestations cutanées. L'immunité sert aussi à nous protéger des agressions, venues tout autant de l'extérieur (infections, traumatismes, inflammations, etc.) que de l'intérieur (dérèglement hormonaux et immunitaires). Cette immunité garde en mémoire toutes les agressions et est capable de s'en défendre aussitôt à l'aide de cellules spéciales réparties dans tout le corps.

LA REPRODUCTION

Cette pulsion est inhérente à tout être vivant : perpétuer l'espèce en se reproduisant. L'homme fabrique des spermatozoïdes dans les testicules, les

stocke dans les vésicules séminales et les expulse lors de l'éjaculation. Un seul spermatozoïde suffit pour féconder l'ovule.
L'ovule est le résultat d'une maturation très complexe qui part de l'ovaire. Chaque ovaire de la femme est porteur d'un stock d'ovules qui poussent chaque mois grâce aux hormones féminines fabriquées par l'ovaire sous l'influence d'hormones. Leur commande est faite par l'hypophyse et l'hypothalamus (voir p. 265), deux petites structures situées entre les deux hémisphères cérébraux. Au milieu de chaque cycle féminin, un ovule est émis par l'ovaire et tombe dans les trompes utérines où il est peut-être fécondé par un spermatozoïde. Un œuf se forme alors, qui se développe dans l'utérus où l'embryon s'accroche pour donner un fœtus. Au bout de neuf mois, une nouvelle aventure commence !

Écouter les clignotants de son corps

De même que des voyants s'allument dans une voiture en cas de problème, notre corps émet des signaux pour nous informer d'une défaillance de l'organisme, voire témoigner des signes avant-coureurs d'une maladie. Connaître les clignotants du corps permet d'agir avant que la maladie ne s'installe.

LES SOS DU CORPS

Douleur, pâleur, cœur qui s'emballe, sueurs, soif, fièvre, faim, fatigue, manque de sommeil… tous ces symptômes sont les signes de perturbations de l'organisme, voire de maladies. Certains amènent à consulter, et le médecin (voir p. 159) s'appuie sur ces symptômes pour poser un diagnostic et mettre en place une thérapeutique précoce et adaptée.
La persistance ou l'aggravation d'un symptôme (une toux qui traîne, une douleur qui persiste, une constipation prolongée, un bouton qui s'agrandit, une douleur profonde dans le ventre, etc.) **doit attirer l'attention et inciter à consulter.**
Il y a aussi des signes installés progressivement et qui sont révélateurs pour le médecin : la perte de la queue du sourcil au-dessus de l'œil témoigne d'une probable hypothyroïdie ; les petits dépôts graisseux sous les paupières, d'un excès de cholestérol sanguin ; les ongles bombés, d'une insuffisance respiratoire chronique ; le fond de l'œil jaune, d'une hépatite ; l'accentuation

Ce qui doit vous alerter

Un symptôme inhabituel, un symptôme qui se prolonge anormalement par rapport à votre expérience, un symptôme qui vous inquiète (bouton, trouble quelconque…).

des lignes de la main, d'une insuffisance surrénale ; les vaisseaux rouges sur les pommettes, d'un éventuel début de cirrhose alcoolique, etc. Plus que des signes avant-coureurs, ils sont les symptômes de maladies naissantes ou déjà installées.

LE CAS PARTICULIER DE LA FATIGUE

Nombre de maladies débutantes se manifestent par de la fatigue, terme un peu fourre-tout qui se décline en quatre volets.

- La **fatigue musculaire** est une diminution de la force musculaire, avec souvent des signes associés (crampes, tremblements des paupières, petits soubresauts musculaires sans effort, courbatures persistantes pour des gestes coutumiers, maladresse des mouvements, raideurs de la nuque et du dos). Cette fatigue s'apparente à un trouble de la fonction musculaire.
- La **fatigue générale** est une sensation d'épuisement, un manque d'énergie globale. C'est un symptôme à part entière qui peut accompagner de nombreuses maladies graves ou pas. Certaines de ces fatigues sont uniquement dues à des perturbations des biorythmes. C'est le cas des « chronofatigues » qui, dans l'hémisphère Nord, touchent les femmes de février à mars et les hommes de février à mai (l'hormone mâle y atteint son taux le plus bas).
- La **fatigue nerveuse** se manifeste par des difficultés de concentration (mal à retrouver ses mots, à aligner ses idées), des oublis répétés, des actes manqués, des crises de larmes, des crises de boulimie, ou à l'inverse, une perte de l'appétit. Elle s'exprime aussi par des troubles fonctionnels du corps, appelés troubles « psychosomatiques ». Les organes sont en bon état, les examens tout à fait normaux, pourtant la souffrance physique est là, d'origine strictement nerveuse. Le corps s'exprime par des mycoses ou cystites à répétition, des palpitations cardiaques, une oppression respiratoire, des troubles digestifs (bouche sèche, « nœud » dans l'estomac, colite, ballonnement, etc.), des maux de tête, des troubles sexuels, des troubles du sommeil, des sensations de vertige, un mal au dos, des problèmes de peau. Bref, toute la pathologie psychosomatique y passe.

- Enfin la **fatigue psychique** se traduit par des troubles du caractère ou de l'humeur : agressivité, passivité, sensation de tristesse, abattement ou euphorie réactionnelle. Tous ces signaux sont des appels au secours des fonctions cérébrales, soit à cause d'une maladie physique, soit à cause d'une maladie psychique.

ET SI C'ÉTAIT UN MANQUE DE MAGNÉSIUM ?

Ce minéral est impliqué dans plusieurs centaines de mécanismes au sein même des cellules. Son déficit est à l'origine de nombreuses plaintes (fatigue, troubles du sommeil et hypersensibilité au stress…) qui remplissent les cabinets des généralistes. Sans vouloir être exhaustif, voici quelques exemples qui montrent l'intérêt d'un rééquilibrage par des compléments alimentaires et une alimentation riche en magnésium.

- **Sur la déprime et l'anxiété.** Le manque de magnésium entraîne impatience, impulsivité, irritabilité, attirance pour le sucré, le tabac ou l'alcool… souvent associés à l'anxiété.
- **Sur les éveils nocturnes et les troubles de l'endormissement.** Le magnésium active la libération de mélatonine, l'hormone du sommeil, et de sérotonine,

Autres cultures, autres signes

En acupuncture par exemple des manifestations comme la peau moins souple, la sensation de froid aux dents, la difficulté à rester assis sur une chaise, la voix lasse ou saccadée, l'incapacité à prendre une décision, tous ces signes ont une valeur diagnostique préventive lorsqu'ils se présentent dans un certain contexte.

Dans les thérapies manuelles comme l'ostéopathie ou la chiropraxie, on va rechercher les lésions primaires, point de départ des problèmes. Exemple : les suites d'une entorse de cheville. Pour esquiver la douleur, on marche autrement, ce qui retentit sur le genou, puis la hanche, et ainsi de suite jusqu'à la tête. Ces déséquilibres en cascade sont recherchés par l'ostéopathe ou le chiropracteur et corrigés par lui.

l'hormone de la récompense. Dans le sevrage en douceur des somnifères, le magnésium peut aussi prendre le relais !

- **Sur la fatigue et le stress.** Les cellules ont besoin de magnésium et le stress le dilapide, aidé en cela par l'adrénaline et le cortisol. Résultat : une hyperémotivité et de l'irritabilité, c'est un cercle vicieux ! Les femmes (du fait de leurs hormones), les personnes stressées (à cause de la fuite urinaire du magnésium plus importante), les personnes âgées (première cause de fatigue) en ont plus besoin que les autres.
- **Sur le syndrome prémenstruel, la grossesse, la ménopause.** Les femmes ont des besoins en magnésium accrus à cause de leurs œstrogènes (hormones féminines) qui stimulent les cellules consommatrices de magnésium. En fin de cycle, quelques jours avant les règles, cela intervient dans le syndrome prémenstruel : les fameuses envies de sucré, la nervosité, la tristesse, les troubles du sommeil, la fatigue, la rétention d'eau. La grossesse, la pilule et le traitement hormonal substitutif de la ménopause augmentent aussi les besoins en magnésium.

Si l'apport quotidien constaté avoisine 240 mg par jour, 300 à 320 mg sont recommandés par les autorités de santé, alors que selon certains spécialistes 400 mg seraient nécessaires. Nous serions donc tous carencés.

Concrètement...

Un symptôme apparu brusquement témoigne toujours d'une perturbation d'un organe ou d'une fonction, même si ce problème est bénin. Ne le négligez pas !

Un seul symptôme peut patienter trois jours avant de consulter, deux symptômes deux jours et trois symptômes une journée.

Les SOS de l'esprit comptent aussi. La répétition dans le temps des actes manqués, des lapsus, des rêves perturbateurs, indique parfois que le fil est rompu avec vous-même et avec votre histoire. Si vous n'avez plus de désir, il peut s'agir d'une dépression ou d'un moment de grande angoisse. Il faut parfois revoir votre vie et vos priorités, vous interroger sur ce que vous êtes capable de supporter (en famille, au bureau, etc.), en parler à un proche de confiance, rencontrer un thérapeute et/ou avoir recours aux médicaments - qui peuvent aider, mais ne pourront pas résoudre à eux seuls le problème.

S'automédiquer sans se rendre malade

L'automédication, qui consiste à prendre des médicaments indépendamment du conseil d'un médecin, est une pratique qui reste encadrée en France[2]. Elle incite le patient à utiliser des médicaments dits « d'automédication familiale », obtenus sans ordonnance mais délivrés par un pharmacien. Pour autant, il y a toujours des médicaments prescrits antérieurement qui traînent dans l'armoire à pharmacie et qui sont une tentation pour qui ne veut pas repasser par le médecin. Bonne idée ou sérieuse prise de risque ? Tout dépend…

UNE AFFAIRE DE TEMPO

L'automédication primaire permet de soigner des symptômes alors qu'aucun diagnostic n'a été porté par un médecin. Selon les symptômes, elle peut durer de 1 à 3 jours, mais jamais plus. Si les troubles persistent, il faut consulter le médecin. Dans cette première phase, on peut utiliser les médicaments en vente libre ou certains médicaments d'urgence, qui sont au nombre d'une dizaine (médicaments contre la douleur, antidiarrhéiques, antispasmodiques, etc.) et ne sont utilisables que sous certaines conditions.

Symptôme ou maladie : comment les différencier ?

Un symptôme s'exprime sous la forme d'un verbe que vous pouvez conjuguer (« J'ai mal », « Je tremble », « Ça me brûle ») ou d'un adjectif ou un adverbe que vous placez derrière un verbe d'état (« Je suis nauséeux », « Je ne me sens pas bien »…). Une maladie ne peut s'exprimer ni par un verbe ni par un adjectif. On ne dit pas « J'appendicite », « Je cancérise ». Quand on pratique l'automédication, il est important d'utiliser le bon mot, pour soigner un symptôme et non une maladie.

L'automédication secondaire, aussi appelée « remédication », permet de soigner les symptômes d'une maladie ou d'une crise qui a déjà été diagnostiquée (mycose, cystite, migraine…). Le médecin a alors laissé une ordonnance avec des indications précises en cas de récidive.

L'automédication tertiaire est pratiquée sur le long terme par les personnes souffrant d'une maladie chronique comme l'asthme ou le diabète. Ce sont les personnes elles-mêmes, avec l'accord et sous le contrôle régulier du médecin, qui s'administrent les médicaments à des doses qu'elles connaissent et adaptent le cas échéant.

Concrètement…

- La durée du traitement doit être très courte, 72 heures maximum. Au-delà, sans amélioration, voire s'il y a aggravation, consultez votre médecin.
- Lisez attentivement la notice des médicaments utilisés : indications, mode d'emploi, contre-indications et effets secondaires.
- N'hésitez pas à demander conseil à votre pharmacien, il sera le plus à même de vous indiquer les médicaments que vous pouvez prendre en attendant de consulter le médecin qui vous suit.
- Faites la différence entre symptôme et maladie : vous n'avez pas une « appendicite », mais un mal de ventre, lequel peut être soulagé à certaines conditions par des antispasmodiques en attendant de voir rapidement le médecin ; vous n'avez pas davantage une « cystite », mais des brûlures en urinant… Tant que le diagnostic n'a pas été établi par un médecin (au moins une première fois), vous n'êtes sûr de rien ; impossible, donc, de mettre en route un traitement autre que symptomatique.
- Informez votre médecin de tous les médicaments pris en automédication.
- Si vous suivez un traitement, certains médicaments peuvent présenter des interactions risquées. L'exemple le plus connu est celui de l'aspirine et des anticoagulants : le cocktail est très dangereux.
- Ne buvez pas d'alcool (voir p. 63) quand vous prenez des médicaments, car il renforce l'effet de certaines substances et augmente le travail du foie.
- Organisez votre armoire à pharmacie en deux parties : d'un côté les médicaments que vous pouvez utiliser en automédication, de l'autre ceux qui ne peuvent être pris que sur prescription.

Face à un symptôme récurrent pour lequel un diagnostic a été posé, vous pouvez sans souci prendre les médicaments déjà prescrits avec succès.

- S'automédiquer implique de savoir identifier les signaux d'alerte que vous envoie votre corps et qui imposent une consultation rapide (voir p. 159).
- Certains médicaments (antibiotiques, corticoïdes, antidépresseurs, etc.) ne doivent jamais être utilisés sans avis médical.
- Sur Internet, préférez les sites institutionnels (plus sérieux) ou les sites médicaux grand public de qualité. Sur les forums, on peut lire parfois d'énormes contrevérités. Croisez vos sources d'informations.
- Le site www.e-docteur.com vous permet d'évaluer vos symptômes, de savoir ce qu'il faut faire et ne pas faire, qui appeler en urgence et quels produits d'automédication prendre en attendant.

L'AUTOVIGILANCE : PLUS FORT QUE L'AUTOMÉDICATION

L'automédication entre dans une approche beaucoup plus vaste qui est l'autovigilance et que l'on pourrait caractériser de la façon suivante :

- savoir repérer les signes d'alerte et de gravité ;
- savoir s'automédiquer à bon escient et consulter rapidement ;
- savoir se raisonner et ne pas encombrer les urgences ou le 15 pour des problèmes bénins ;
- savoir gérer son existence en fonction de ses facteurs de risque. Ce guide vous y aidera.

Ce qui doit vous faire éviter l'automédication

- Un symptôme qui traîne sans explication ou récidive plusieurs fois.
- Un symptôme inhabituel.
- Des signes de forte intensité, si vous n'êtes pas très sûr que c'est bénin.
- Pas d'automédication pour la femme enceinte ou allaitante, ni pour les enfants de moins de 2 ans.

Quand la tête va mal, c'est le corps qui trinque

Face à un problème non résolu, un « conflit psychique » comme disent les psys, il y a peu d'alternatives : soit résoudre le conflit (parfois au prix de grandes difficultés) ; soit sombrer dans la dépression ; soit « somatiser ». En d'autres termes, le corps encaisse pour échapper aux deux premières issues.

DES MAUX POUR LE DIRE ET LE REDIRE

Le corps s'exprime avec des maux : lumbago, douleur au ventre, boule dans la gorge, inflammations articulaires, démangeaisons. La liste est infinie et propre à chacun. Les femmes payent en prime avec ce qu'elles ont de plus intime : mycoses à répétition, douleurs chroniques dans le bas-ventre, syndrome prémenstruel, infertilité, fatigue, douleurs dans les seins, etc.

Le lieu et le mode d'expression de cette souffrance sont-ils signifiants ? Difficile à dire… La personne peut cibler inconsciemment tel organe pour exprimer quelque chose : elle en a « plein le dos », elle vit une situation « prise de tête », elle est « allergique » à quelqu'un ou à quelque chose. Le vocabulaire regorge d'expressions de ce type.

LES MAUX DE LA FAMILLE

Le terrain ou l'hérédité peuvent prédisposer à certains troubles en raison de la fragilité de certains organes : il existe des familles où on s'exprime avec les articulations, dans d'autres ce sera avec la peau, le système digestif, le cœur… La connaissance des pathologies familiales est utile pour une surveillance rapprochée d'un organe ou d'une fonction. **La somatisation est un signal d'alarme**, un message envoyé par le corps qui indique ainsi ses limites. Il faut l'écouter et savoir l'interpréter, surtout si le même message est lancé régulièrement.

QUAND L'ESPRIT FAIT LA GUERRE AU CORPS

Notre cerveau raisonne de façon rationnelle et consciente en connexion vers l'extérieur, mais aussi de façon, émotionnelle et inconsciente, en connexion avec le corps.

En principe, les deux cerveaux travaillent en harmonie. Mais face au stress chronique le cerveau émotionnel prend la main et tente d'évacuer ces tensions intérieures. Même les cancérologues les plus sceptiques admettent aujourd'hui l'implication probable de facteurs psychologiques dans la survenue des cancers.

Nombre de médecins estiment que les petites maladies psychosomatiques répétées protègent potentiellement de maladies plus importantes, plus graves et qui se constitueraient à long terme au fil des années.

L'idéal serait naturellement d'exprimer régulièrement ses émotions pour éviter les somatisations, mais la vie sociale le permet rarement. Résultat : le stress (voir p. 236), devenu chronique, abîme des petites structures sur les chromosomes (les télomères) et provoque un vieillissement prématuré de l'organisme, avec à la clé des troubles dégénératifs comme les maladies cardiovasculaires, les cancers, etc.

Concrètement...

- Voyez le bon côté des choses et pensez à la Cocotte-Minute : les petits bobos sont peut-être la soupape de sécurité qui vous protège d'un mal plus sournois.
- En cas de somatisations répétées, la pratique de disciplines comme la relaxation, le yoga, l'hypnose, la cohérence cardiaque, le sport ou la méditation peuvent vous aider (voir p. 279).
- Utilisez vos maladies psychosomatiques comme un baromètre. Si vous les voyez surgir comme des champignons après la pluie, c'est sans doute parce que vous vivez un conflit mal résolu. Peut-être est-ce l'occasion d'y réfléchir et de le régler pour vous débarrasser de ce symptôme importun.
- Substituez à une somatisation avérée (un mal de dos chronique, par exemple) des émotions, des forces ou des vertus, comme la créativité, le discernement, la gratitude, l'humour, l'humilité, la persévérance, l'amour... Dans *Le Défi positif*, le Dr Thierry Janssen, études scientifiques à

l'appui, cite tout ce qui peut éloigner de la somatisation tout en allant mieux. Comme le résume avec une grande intelligence ce médecin, « il n'y aurait rien de mieux pour rester durablement en bonne santé que la quête de sens, l'idée de rester en lien avec les autres et son environnement, la définition de ses propres valeurs et l'action qui en résulte[3] » !

Le ventre : un lieu géostratégique

Le ventre n'est plus le seul temple de la digestion. On sait maintenant qu'il intervient sur notre humeur, qu'il abrite des bactéries bénéfiques composant notre flore intestinale (ou microbiote) et qu'il est impliqué dans l'immunité, l'obésité, l'allergie, les maladies inflammatoires, la maladie de Parkinson et sans doute bien d'autres encore. Résoudre les embarras gastriques et les pathologies digestives, c'est donc agir sur la plupart des conflits internes de notre organisme !

200 MILLIONS DE NEURONES DIGESTIFS !

Notre ventre assure la digestion et distribue les nutriments dans le corps grâce au système nerveux digestif, qui est composé de 200 millions de neurones et de 2 milliards de cellules de soutien, soit « l'équivalent du cerveau d'un animal de compagnie[4] ». Le cerveau « du bas » décharge ainsi le « cerveau du haut ».

Notre tube digestif abrite quant à lui 100 000 milliards de bactéries vivantes, soit dix fois plus que le nombre de cellules dans le corps tout entier. À l'aide de cette véritable armée, notre microbiote repère les attaques de virus et de bactéries toxiques pour leur barrer la route, assurant ainsi 70 % des défenses immunitaires.

Par effet barrière, ces bactéries bénéfiques occupent le terrain au détriment des mauvaises et elles sécrètent des substances qui éliminent les germes nocifs. En outre, elles synthétisent des modulines, substances qui assurent l'étanchéité des jonctions entre les cellules intestinales. Ne pénètrent que les nutriments autorisés ! Le rôle des fameux probiotiques est de stimuler ces bactéries sentinelles.

Que se passe-t-il lorsque la barrière intestinale n'est plus étanche ? Le système immunitaire va tenter de neutraliser l'ennemi qui se présente (les aliments mal découpés, les bactéries ou les champignons de l'intestin) pour l'empêcher de se glisser dans la circulation générale. Cette guerre sans merci met l'organisme en inflammation chronique (voir p. 42) pour se défendre ; tout le stock d'antioxydants disponibles (voir p. 48) est consommé, ce qui diminue d'autant les munitions pour le reste de l'organisme.

Par ce même mécanisme, notre ventre joue un rôle essentiel dans les maladies chroniques. La muqueuse intestinale filtre intelligemment les nutriments nécessaires et rejette les toxiques. Mais si elle est trop perméable, l'organisme va devoir se défendre contre des éléments indésirables (germes ou aliments découpés grossièrement). Il en résulte là encore est un état inflammatoire local chronique pouvant provoquer la résistance à l'insuline (voir p. 77), à l'origine du diabète de type 2 et de problèmes d'obésité. Cette inflammation entraîne une oxydation du cholestérol, qui va « rouiller » et se déposer sur les artères, constituant ainsi la fameuse plaque d'athérome. La plupart des maladies chroniques naissent donc dans le tube digestif.

Plus étonnant encore, notre ventre joue sur notre humeur et nos émotions. 95 % de la sérotonine, l'hormone antidépressive, est fabriquée au niveau digestif. Une expérience canadienne de 2011 a montré que des souris nourries pendant 1 mois avec des bifidobactéries ou des lactobacilles (les mêmes bactéries que celles contenues dans les yaourts et le microbiote)

Le rôle du ventre dans l'obésité

L'intestin fabrique des hormones impliquées dans la satiété, la régulation de la prise alimentaire et la vidange gastrique (incrétines, ghréline, etc.). Ces mêmes hormones sont d'ailleurs copiées par l'industrie pharmaceutique pour traiter le diabète et les troubles métaboliques. Mais là aussi, le microbiote joue sa partie : on sait désormais que les personnes obèses n'ont pas la même flore intestinale que les autres. On a observé qu'en transférant les bactéries intestinales de souris obèses à des souris de poids normal, ces dernières se mettaient à grossir. En cause ? La présence de bactéries firmicutes, expertes dans l'extraction du sucre. Plus on a de firmicutes, plus on a tendance à grossir. L'expression « Un rien me profite ! » répétée par certaines personnes en surpoids ou obèses prend ici tout son sens.

présentaient une baisse d'anxiété et sécrétaient moins d'hormones du stress. Selon d'autres travaux, la maladie de Parkinson et l'autisme seraient associés à une flore bactérienne particulière responsable d'altérations au niveau digestif, qui se propagent ensuite dans le cerveau[5]. L'humeur et le ventre sont bien indissociables, et leur mésentente ouvre la porte aux maladies.

Concrètement...

Faciliter la fonction digestive peut améliorer la santé globale et le moral. Cela vaut donc la peine d'adopter quelques bonnes habitudes.

Mastiquez

Plus les morceaux ingérés sont petits, plus le microbiote a de facilité à jouer son rôle.

Restaurez votre « barrière intestinale »

La membrane de la barrière intestinale est composée de lipides, plus précisément d'oméga 3. D'où la nécessité de consommer, dans l'idéal, des poissons gras (saumon, sardines, harengs, etc.) deux fois par semaine (voir p. 61) et 2 cuillerées à soupe par jour d'huile de colza (la moins chère), de sésame ou de noix (voir p. 74).

Mangez des fibres

Vous ne les digérez peut-être pas, mais votre microbiote en raffole. Des travaux récents ont montré que l'apport de fibres à base d'inuline (fibre soluble extraite de la chicorée) chez des personnes obèses ou diabétiques permettrait d'améliorer la glycémie et de freiner l'inflammation chronique. Parmi les aliments riches en inuline, citons les artichauts, les salsifis, l'ail, les poireaux, les jus de légumes, mais aussi le pain et les céréales. Certains magasins (bio, en particulier) vendent aussi des aliments enrichis en inuline, une solution idéale pour les personnes ayant une muqueuse intestinale fragile.

Apaisez vos sensibilités alimentaires

Certains inconforts ou ballonnements sont en réalité des intolérances ou des sensibilités alimentaires. Dans bien des cas, une simple réduction des aliments incriminés (voir p. 94) soulage ces troubles. Rien n'est définitif et une intolérance peut être seulement passagère en raison des relations ventre/cerveau. Selon l'équilibre entre le microbiote et le moral, un aliment peut « s'exprimer ». Ou pas.

Limitez les ballonnements

Artichauts, choux-fleurs, haricots blancs, lentilles, salsifis et autres sont réputés provoquer des gênes et des ballonnements. Mais cela ne concerne pas tout le monde et ne se produit pas systématiquement (les troubles sont souvent moins marqués, voire absents, en période de vacances, quand on est détendu). Donc, observez-vous et adaptez votre alimentation aux circonstances. N'oubliez pas que votre microbiote est unique et que le « cerveau du bas » a une action sur le « cerveau du haut », et inversement.

En pharmacie, charbons et argiles sont classiquement utilisés pour absorber les gaz intempestifs. De même, pour les personnes qui souffrent du syndrome de l'intestin irritable, des compléments à base de probiotiques « spécial transit » peuvent s'avérer utiles.

Régénérez votre flore

Le stress et les traitements antibiotiques ou anti-inflammatoires perturbent le microbiote et fragilisent la barrière intestinale qui laisse alors passer les germes indésirables.

Faites le point sur votre bien-être digestif[6]

1. Je ressens des brûlures ou des reflux acides.
2. Mon ventre gonfle et ballonne juste après les repas.
3. Mon ventre gonfle et ballonne en fin de journée.
4. Je ressens un inconfort digestif surtout après avoir consommé certains aliments (fruits, légumes, féculents, laitages…).
5. Mes selles sont molles, parfois liquides.
6. J'ai du mal à aller à la selle ou j'alterne diarrhées et constipation.
7. Je prends fréquemment des antibiotiques.
8. J'ai des infections à répétition (ORL, urinaire, gastro-entérite…).
9. Je suis sujette aux mycoses (génitales, cutanées, au niveau des ongles, etc.).
10. Je souffre d'allergies cutanées (eczéma, urticaire), d'asthme ou de maladies de peau (acné, psoriasis), associés à des troubles digestifs.

Si vous répondez oui à une ou plusieurs de ces questions, vous avez sans doute besoin de probiotiques adaptés à votre cas, à prendre en cure de 2 à 3 semaines de compléments alimentaires (nettement plus concentrés en apports que les probiotiques naturels).

Les probiotiques naturels reconstituent votre flore et dopent votre immunité. Ils sont abondants dans le yaourt et les laits fermentés, la levure de bière vivante, le pain au levain naturel, la bière, la choucroute, les olives, les sauces soja, le miso, les croûtes du fromage et, bien sûr, la kombucha, une boisson sucrée fermentée qui est la nouvelle star des magasins bio. La durée de vie des probiotiques dans la flore intestinale n'excédant pas quelques jours à deux ou trois semaines (selon la souche), il faut en consommer très régulièrement.

Par ailleurs, les probiotiques ont besoin, pour se développer, d'un certain type de fibres appelées « prébiotiques ». Ces fibres sont malheureusement non digestibles et fermentent au niveau de l'intestin (pouvant provoquer alors douleurs et ballonnements). Le topinambour en contient jusqu'à 21 %, mais l'oignon, l'asperge, le blé, le salsifis, le poireau, l'ail, le seigle, la levure, la bière, la ciboule chinoise, la tomate et la banane en contiennent aussi. Là encore, observez-vous et voyez quelles fibres vous pouvez consommer sans inconfort pour doper vos probiotiques et votre immunité.

Pratiquez une activité physique

Plus vous marchez, plus vous contractez vos abdominaux, qui aident mécaniquement votre transit. La natation renforce votre sangle abdominale. Si vous souffrez de problèmes de transit répétés, tentez des activités associant la respiration abdominale et la relaxation : gym Pilates, yoga, qi gong, tai chi...

Les 5 cas qui doivent vous inciter à consulter un médecin

- Une douleur abdominale brutale, inhabituelle et violente dans n'importe quelle partie du ventre et qui persiste plus d'une heure.
- Une constipation persistante (au-delà du rythme habituel des selles) accompagnée de vomissements, douleurs abdominales et ballonnements, en particulier après une opération du ventre.
- Une perte d'appétit accompagné d'amaigrissement et de fatigue progressive croissante sur quelques semaines.
- La présence de sang dans les selles ou des selles noires comme du charbon et malodorantes.
- Des troubles digestifs inhabituels et persistants plus de quelques jours (nausées, fièvre traînante, vomissements, inconfort abdominal, diarrhée légère).

Détendez-vous

Sophrologie, relaxation, hypnose, soulagent les trois symptômes clés de l'intestin irritable : spasmes douloureux, ballonnements et troubles du transit (souvent constipation). Ces techniques aident à se détendre et à prendre conscience de son corps.

Un site pour vous aider à évaluer vos symptômes et leur gravité

www.e-docteur.com

L'inflammation : ennemi numéro 1

Le monde scientifique croule désormais sous les publications mettant en relief le lien entre inflammation à bas bruit, stress cellulaire associé et maladies chroniques (diabète, cancers, obésité, arthrose, etc.). L'inflammation est pourtant une réaction de défense de l'organisme. Mais à trop la provoquer, elle peut se retourner contre lui !

COMPRENDRE L'INFLAMMATION

Face à une agression aiguë (une écharde dans le doigt, par exemple), l'organisme va mettre en place une stratégie de défense, laquelle s'exprime très concrètement par certains signes : rougeur, sensation de chaleur, douleur et gonflement.

Les cellules immunitaires présentes comme sentinelles dans tous les tissus sécrètent des cytokines inflammatoires. Le but est de provoquer une dilatation des vaisseaux (rougeur et chaleur) pour apporter un renfort de globules blancs, spécialistes de la lutte armée. De l'eau sort des tissus pour circonscrire le lieu du combat (gonflement), ce qui provoque une stimulation des nerfs sensitifs qui alertent le cerveau (douleur). Toutes les cellules immunitaires libèrent des anticorps et prennent connaissance de l'ennemi pour s'en souvenir. À la fin du combat, l'organisme a perdu beaucoup de globules blancs. Il reste le pus, qui sera éliminé ou résorbé lentement par les vaisseaux lymphatiques. L'inflammation est donc une réaction de défense normale de l'organisme.

Ce qui se passe pour les agressions aiguës se produit aussi pour les agressions chroniques (tabac, UV, polluants chimiques, pesticides, excès de sucre, de graisses ou d'alcool, virus à l'origine de maladies virales chroniques, etc.). Dans ce cas, les premiers attaqués sont les organes en contact avec l'extérieur (peau, poumons, tube digestif). Ce stress cellulaire s'étend à d'autres organes, puis à tous les tissus. L'inflammation se répand, perturbe tous les systèmes et devient elle-même un stress. Le marqueur global de l'inflammation de l'organisme, c'est l'élévation de la protéine C réactive (CRP) dans le sang.

L'INFLAMMATION EST PARTOUT

La compréhension fine des mécanismes de l'inflammation est une révolution conceptuelle qui offre une nouvelle grille de lecture des pathologies. Toutes les maladies dites « de civilisation », inhérentes à notre mode de vie, sont aussi des maladies à composante inflammatoire : l'obésité, le diabète, les maladies cardiovasculaires, les bronchites chroniques obstructives, les maladies dégénératives du cerveau, la dépression, l'arthrose, l'ostéoporose, le syndrome de fatigue chronique, le cancer, etc. Voyons de plus près, avec deux exemples, comment les choses se passent.

L'OBÉSITÉ

Le tissu adipeux stocke des graisses dans les adipocytes, qui se multiplient quand on prend du poids. Or ces cellules sécrètent des substances inflammatoires, les adipokines. Plus il y a d'adipocytes, plus il y a d'adipokines. Ces substances agressent les cellules de certains organes comme le pancréas (dont le mauvais fonctionnement provoque le diabète), ainsi que les vaisseaux qui nourrissent les organes (entraînant athérosclérose et hypertension). C'est donc l'ensemble des tissus qui est agressé. L'exemple le plus net est la graisse du ventre (voir p. 106), qui déverse directement dans le foie toutes ses substances inflammatoires et ses acides gras.

L'INFARCTUS

L'accident vasculaire n'est pas seulement lié à la graisse qui s'est déposée sur les parois des artères et qui les a bouchées. L'inflammation locale a joué aussi son rôle. Quand les lipides en excès dans le sang (le mauvais cholestérol) s'accumulent au niveau de la paroi vasculaire, ils sont considérés comme des agresseurs par les globules blancs et détruits au sein même de la paroi. Les cellules musculaires qui entourent la zone de combat forment une gangue, la fameuse plaque d'athérome, sur laquelle se greffent les plaquettes présentes dans le sang. Le phénomène de coagulation est en marche. Un caillot se forme sur la zone de rétrécissement et bouche le passage du sang : c'est l'infarctus.

Concrètement...

- L'air que vous respirez, les aliments que vous mangez, l'eau que vous buvez, tout ce qui touche votre peau, y compris vos vêtements, est susceptible de provoquer une inflammation. Celle-ci reste le plus souvent minime et sans danger, grâce aux processus de réparation que vos cellules vont spontanément engager. Il n'empêche qu'il vaut mieux limiter le stress cellulaire et adopter un mode de vie anti-inflammatoire pour limiter les risques de bon nombre de maladies : une alimentation saine, variée et diversifiée (voir p. 45 et suivantes), une consommation limitée d'alcool (voir p. 63), un air sain (pas de tabac, le moins de pollution possible), une eau pure, le moins de toxiques possible, une exposition raisonnable au soleil, etc.
- Évitez de grossir, les adipocytes stockés dans les graisses produisent des substances inflammatoires.
- L'activité physique régulière est un antidote parfait. Elle accroît l'oxygénation de l'organisme et diminue l'inflammation.
- En limitant le stress (voir p. 236), vous cesserez d'entretenir votre inflammation globale par stimulation du système sympathique.

CHAPITRE 2

Manger juste et bon

Notre alimentation devient un vrai casse-tête. Manger des fruits et légumes, d'accord, mais quid des pesticides qui vont avec? Manger des fibres, pourquoi pas, mais si on a des ballonnements ? Limiter les graisses, bien sûr, mais notre cerveau et les parois de nos cellules en ont besoin chaque jour ! Boire 1,5 l d'eau par jour, d'accord, mais si elle est polluée ? Et si l'équilibre en sels minéraux des eaux minérales n'est pas adapté à notre organisme ? Manger des poissons gras deux fois par semaine, avec plaisir, mais il paraît qu'ils sont pleins de métaux lourds !! Manger moins de viande d'accord, mais laquelle privilégier ? Et le vin rouge ? On dit qu'il est bon pour les artères mais mauvais pour le foie !

On voit que les injonctions sont parfois contradictoires. On sait que les principes généraux ne conviennent pas à tous. Cependant, force est de constater que nous mangeons trop et trop riche, que nous ne bougeons pas assez. Résultat, le poids moyen de la population augmente, ce surpoids est lui-même un obstacle supplémentaire pour avoir une activité physique convenable, et la conjonction des deux est à l'origine de fléaux comme le diabète, l'hypertension et les maladies cardiovasculaires, mais également de nombreux cancers dont la survenue augmente avec l'âge. L'alimentation est donc un combat crucial. D'autant que manger consiste à absorber tous les jours des éléments étrangers (légumes, viandes, poissons, fruits, etc.) pour les transformer en nutriments, seuls aliments connus de nos cellules.

Se connaître au plan alimentaire est donc un des moyens essentiels pour changer sa santé.

5 fruits et légumes par jour

« Manger 5 fruits et légumes par jour ! » Ce refrain a été chanté sur tous les tons. Sans doute nécessite-t-il quelques explications. Pourquoi 5 ? Tous les fruits et les légumes se valent-ils ? Et faut-il pour autant devenir végétarien pour être en bonne santé ?

DES BIENFAITS PROUVÉS

Les études conduites sur de vastes échantillons de population montrent de manière écrasante le rôle positif des fruits et légumes dans la prévention de pathologies majeures : diabète, maladies cardiovasculaires, ostéoporose, cancers. Les chiffres sont incontestables et tiennent à plusieurs mécanismes conjoints.

- Les vitamines (dont la fameuse vitamine C) ont un effet antioxydant. Grâce à elles, les lipides ne vont pas « rancir » dans les vaisseaux sanguins et les encrasser.
- Les vitamines et minéraux des fruits et légumes sont indispensables au fonctionnement de toutes nos cellules.
- Les fruits et légumes facilitent l'élimination, par la voie digestive, du cholestérol, lequel est un facteur de risque cardiovasculaire.
- Les végétaux participent à l'élaboration d'une flore intestinale optimale et à l'immunité de l'organisme.
- Les végétaux sont riches en fibres qui gonflent en présence d'eau et favorisent la progression des aliments et de leurs résidus dans le tube digestif. Ce sont donc des laxatifs naturels.
- Le volume occupé par les légumes dans l'appareil digestif a tendance à diminuer la sensation de faim et permet ainsi de réduire les risques de surpoids. Ce dernier est un facteur de risque majeur de maladies cardio-vasculaires et métaboliques, mais également de certains cancers.
- Consommés tous les jours, les fruits et légumes permettent, par leur volume, de limiter les apports en aliments comme les viandes, les laitages ou les

charcuteries. Or les graisses cachées et le sel que ces derniers contiennent sont facteurs d'hypertension, de diabète et de maladies cardiovasculaires.

POURQUOI 5 ?

Ce chiffre peut surprendre, d'autant que le message ne dit pas s'il s'agit de trois légumes et deux fruits, un légume et quatre fruits, ou inversement.
En fait, 5 est une valeur minimale, un chiffre facile à retenir. Ce pourrait être aussi bien 6, 7 ou 10. Il faut simplement préciser que les légumes sont plus recommandés que les fruits, beaucoup plus riches en sucres et en fructose (voir p. 76). **En réalité, il ne faut pas dépasser 2 à 3 fruits par jour.**
Les experts estiment que, pour obtenir ses apports journaliers recommandés (AJR) en vitamines, minéraux et fibres, il faut consommer 500 g de fruits et légumes. Une portion étant d'environ 100 g, il en faut donc 5 par jour.
Les Américains ont une campagne intéressante : « Ayez un arc-en-ciel dans votre assiette. » Les couleurs indiquent la présence de différents antioxydants, vitamines et minéraux. Grâce à la diversité, on optimise les apports, voilà pourquoi il ne faut pas manger toujours les mêmes aliments. Ce qui compte donc, c'est d'abord la diversité (on peut d'ailleurs en prendre plus de cinq, comme dans une bonne ratatouille !).

L'étude qui détonne (ou qui rassure)

Dans une très sérieuse étude américaine[7], les auteurs écrivent que « le fructose ajouté est le principal moteur du développement du diabète et de ses conséquences ». Or les fruits, qui contiennent naturellement du fructose, sont recommandés. Pourquoi cette différence ? En fait, le fructose ajouté aux aliments et aux boissons sous forme de saccharose ou de sirop de maïs représente près de 50 % du poids de l'additif sucré, alors qu'il ne constitue que quelques pour cent du poids d'un fruit mûr. Il faut aussi préciser que les fruits et les légumes entiers sont un tout avec une synergie, ils apportent de l'eau, des fibres et des antioxydants protecteurs.

Une portion, cela représente quoi ? Une portion de 100 g de légumes, ça donne la taille d'un poing : par exemple une tomate moyenne, un bol de soupe, une poignée de haricots verts. Une portion de fruits équivaut à une petite pomme, une coupelle de fruits, une poignée de cerises, un petit pot de compote du commerce. Qu'il s'agisse de salades de fruits, de soupes ou de ratatouille, ne compter qu'une seule portion !
Attention ! Les fines herbes sont excellentes, car bourrées d'antioxydants et de bonnes vitamines, mais il en faudrait 100 g pour être considérées comme une vraie portion.

LE PLEIN D'ANTIOXYDANTS POUR LUTTER CONTRE LES RADICAUX LIBRES

Les radicaux libres sont des « sous-produits » nocifs du processus de l'utilisation d'oxygène. Nous en produisons tous 3 à 6 %, mais ils se développent aussi avec la pollution, l'abus d'alcool, les UV ou le tabac. La durée de vie de ces radicaux libres est très brève, de quelques centièmes à quelques millièmes de secondes, mais ils sont hyperactifs et s'attaquent à tout ce qui est à leur portée, déclenchant des réactions en chaîne. Les membranes très riches en graisses qui entourent les cellules sont leurs premières cibles. Un peu comme le beurre ranci par oxydation à l'air, elles vont s'altérer et devenir moins fonctionnelles. À l'intérieur de la cellule, les protéines vont être abîmées à leur tour, puis les centrales énergétiques, et enfin le code génétique responsable de mutations. On comprend ainsi pourquoi les radicaux libres interviennent dans des processus aussi différents que les maladies cardiaques ou certains cancers, en accélérant le vieillissement de la cellule et de l'organisme.
À dose modérée, les radicaux libres sont pourtant utiles, puisque les globules blancs les utilisent pour anéantir les virus en les propulsant à l'intérieur de leur carapace. Ils ne deviennent dangereux qu'en excès, lorsque les « piégeurs de radicaux libres », c'est-à-dire les antioxydants, ne parviennent plus à les contenir. Fruits, légumes, thé, herbes et épices… sont de très bonnes sources d'antioxydants naturels (polyphénols, flavonoïdes, caroténoïdes, composés alliacés…).

Des fibres dans votre assiette

Un adulte devrait consommer de 25 à 30 g de fibres alimentaires par jour. Légumes et fruits en sont richement pourvus, mais pensez aussi aux légumineuses et aux céréales. Privilégiez les céréales complètes, plus riches en vitamines (B et E), minéraux (fer, magnésium, zinc, potassium, sélénium), acides gras essentiels et composés aux effets fonctionnels positifs. L'Eufic (Conseil européen de l'information sur l'alimentation) recommande de consommer trois portions par jour de céréales complètes (y compris les pâtes). Une portion représente 120 g cuits (soit 30 g crus). Il vaut mieux procéder de façon progressive en diminuant progressivement les quantités de céréales raffinées pour les remplacer par des céréales complètes. Préférez des céréales bio (ou du pain complet bio), les pesticides se concentrant dans leur enveloppe externe.

Évidemment, il faut garder en tête les proportions : ce n'est pas en broutant un champ de carottes ou en croquant un pied de romarin qu'on échappera au cancer. Mais ces petits adjuvants de la vie quotidienne apportent de la diversité, modifient les habitudes, détrônent les réflexes, ils peuvent jour après jour changer votre façon de manger.

OÙ TROUVER LES PRINCIPAUX ANTIOXYDANTS ?

- **Le bêta-carotène** : carottes, abricots, poivrons.
- **L'alpha-carotène** : mangue, melon et citrouille.
- **La lutéine** : épinards, brocolis, blettes, cresson et pissenlit.
- **Le lycopène** : tomates et pastèques.
- **Les flavonoïdes** : oignons, ail et agrumes.
- **Les tanins** : thé vert, raisins et vin rouge.
- **Les anthocyanes** : baies rouges et framboises.
- **Les acides phénoliques** : pommes, abricots, tomates et agrumes.

LES FAUX AMIS

Bien qu'ils s'agissent de végétaux, les céréales (riz, blé, avoine, seigle, boulgour, quinoa, épeautre, etc.) et les légumineuses (haricots secs, lentilles, pois chiche, etc.) ne sont pas comptabilisées comme des légumes, mais plutôt comme des protéines ou des sucres lents.

Il en va de même pour les pommes de terre, qui apportent certes des fibres assez digestes ou de la vitamine C, mais qui rassasient peu. D'où l'importance de les associer à des légumes classiques ou de les consommer avec leur peau, ce qui ralentit un peu leur assimilation.

De même, les jus concentrés, les boissons aromatisées, nectars et autres sodas ne sont pas comptés comme des apports en fruits, car ils fournissent très peu de fibres et trop de sucre. Leur consommation doit d'ailleurs rester exceptionnelle.

Il convient aussi d'exclure du compte les yaourts ou les biscuits aux fruits, trop peu riches en fruits, ainsi que les fruits secs et les confitures, beaucoup trop sucrés. En revanche, on peut consommer les fruits nature ou sous forme de smoothies, de compotes, de tartes. Les jus de fruits frais ou « 100 % pur jus » comptent aussi.

Concrètement...

- Variez les plaisirs. Cuisinez vos légumes sous forme de salades, purées, tartes salées, gratins, flans, soupes, etc.
- Pour profiter de tous les bienfaits des fruits et légumes, lavez-les simplement et essuyez-les sans les éplucher. Cela élimine déjà 80 à 90 % des résidus de pesticides. Sur des produits traités sans excès et cultivés dans le respect des bonnes pratiques agricoles, c'est suffisant. 75 % des vitamines des fruits et légumes sont contenus dans la chair, 25 % dans la peau.
- Si vous souffrez de ballonnements à cause des fibres et de la fermentation des aliments, les probiotiques sous forme de compléments alimentaires sont une solution pour apaiser les douleurs viscérales (voir p. 39-40).

3 laitages par jour

Les laitages sont de grands pourvoyeurs de calcium, de protéines et de graisses. Au nom de l'allergie aux protéines du lait de vache ou de l'intolérance au lactose (sucre du lait), certains homéopathes, naturopathes et ostéopathes recommandent l'abandon pur et simple des laitages. Les nutritionnistes, pour leur part, redoutent les carences, notamment en calcium, indispensable pour les os, mais aussi pour tous les métabolismes de l'organisme et la santé en général. Voici quelques éléments de réponse dans un débat qui n'est pas près de cesser.

D'OÙ VIENT LE CALCIUM ?

Le calcium est fourni à l'organisme par les aliments (laitages, eau du robinet ou eaux minérales, légumes). 70 % de ces apports sont éliminés par les voies naturelles, 30 % seulement sont absorbés par voie digestive. Le calcium passe alors dans le sang, qui le distribue dans tous les organes et tissus qui en ont besoin. Il est stocké à 99 % dans les os et 1 % seulement reste dans le sang. 0,1 % se retrouve vraiment dans les cellules. Cette quantité minime est pourtant essentielle, car tous nos métabolismes fonctionnent grâce au calcium intracellulaire. Pas une réaction chimique, pas un échange entre cellules qui puisse se faire sans lui ; c'est vrai pour les contractions musculaires, la conduction cardiaque ou nerveuse, la synthèse d'hormones, la coagulation.

À QUOI SERT-IL ?

À chaque seconde, il s'opère des mouvements réguliers du calcium vers le sang et du sang vers les os. Si on manque de calcium, les os deviennent fragiles, on risque une crise de tétanie (contractions musculaires incontrôlables), parfois des troubles du rythme cardiaque. Si on en a en excès, le calcium peut se fixer un peu partout (problèmes osseux et rhumatismaux, calculs dans les reins). Cette éventualité rare s'appelle le « syndrome du lait et des alcalins » et il est dû à une consommation excessive de laitages. Il faut savoir enfin que la vitamine D active l'absorption du calcium par les intestins.

NOS BESOINS EN CALCIUM

Ils varient en fonction de l'âge et des situations. Chez les adultes, ils sont de 900 mg par jour, ce qui est facilement atteint avec trois laitages par jour, comme le recommande le PNNS (Programme national Nutrition Santé). Chez les adolescents, les femmes ménopausées et les hommes de plus de 65 ans, ces besoins passent à 1 200 mg, contre 1 000 mg pour la femme enceinte ou qui allaite. La grossesse est aussi une période à surveiller, puisque bébé puise dans le stock de calcium de sa mère. Selon l'étude SUVIMAX, 50 % des adolescentes et 75 % des femmes de plus de 55 ans ont des apports insuffisants (moins des deux tiers des apports recommandés).

L'os est un tissu qui se détruit et se reconstruit en permanence grâce à des cellules spécifiques qui utilisent beaucoup de calcium. La contraction musculaire exerce une contrainte sur le tendon à proximité qui s'exprime sur l'os et stimule la synthèse. L'activité physique et les sports ou activités d'impact aident à la construction osseuse : le jogging, la marche, la danse, la musculation (plus il y a de muscle, plus il y a de contraintes exercées sur le tendon, donc sur l'os).

Concrètement...

- Mangez ce que vous aimez sans vous polariser sur les trois laitages par jour si vous ne les appréciez pas ou que vous ne les tolérez plus. Jonglez avec les équivalences en fonction de vos goûts et de vos besoins. Vous trouverez ainsi 300 mg de calcium, soit un tiers à un quart des apports nutritionnels conseillés, dans 1 bol de lait (250 ml), 2 yaourts classiques, 40 g d'emmental, 80 g de camembert, 1 bol de fromage blanc (300 g). Mais aussi dans 5 oranges (1 kg), 850 g de chou vert, 120 g d'amandes, 50 cl d'eau d'Hépar, 75 cl de Contrex, 1,5 l de Badoit et environ 2 l d'eau du robinet (selon les localités). Pensez aussi aux conserves de sardines, qui fournissent, grâce à leurs arêtes, environ 380 mg de calcium pour 100 g.

- Attention au sel : une alimentation trop salée favorise l'élimination du calcium dans les urines.
- Avant 55 ans, aucun complément alimentaire n'est nécessaire. Par contre, surveillez plus attentivement vos apports après cet âge et optez pour une eau calcique ou un complément alimentaire en cas de carence. Mais parlez-en avec votre médecin.

Boire 1,5 l d'eau par jour

Le corps humain est constitué à 60 % d'eau (et jusqu'à 80 % pour les nourrissons). C'est une véritable éponge, qui compte 25 l d'eau à l'intérieur des cellules et environ 15 l à l'extérieur. Le problème, c'est qu'il en perd en permanence. Il lui faut donc renouveler sans cesse les apports pour s'éviter des ennuis de santé en cascade. En cas de déshydratation, tous les métabolismes sont bloqués ou ralentis.

POURQUOI CE CHIFFRE ?

L'organisme perd environ 2,5 l d'eau par jour via les urines, les selles, mais aussi la transpiration, la respiration et les larmes. Les aliments fournissant moins de 1 l d'eau, il est donc indispensable de boire 1,5 l par jour, **soit environ 8 verres**, pour assurer un bon équilibre hydrique. Les besoins peuvent augmenter considérablement en cas de forte chaleur, d'exercice physique intense ou de fièvre.

Quand on a soif, on est déjà déshydraté. La soif est contrôlée par deux systèmes indépendants, celui de la régulation d'eau et celui de la régulation de la température. Aux deux âges extrêmes de la vie, ces systèmes fonctionnent moins bien, soit parce qu'ils sont immatures, soit parce qu'ils

De la soif… à l'arrêt cardiaque

Les cellules ont besoin d'eau pour fonctionner. Quand elles en manquent, c'est la déshydratation intracellulaire. Au-delà de 3 jours sans boire, les fonctions cellulaires s'arrêtent. Le sang lui aussi a besoin d'eau pour diluer les substances et les cellules qu'il transporte. Trop concentré, il devient épais et peut former des caillots, la concentration en certains minéraux (potassium en particulier) peut devenir critique et provoquer des troubles du rythme cardiaque parfois mortels en cas de déshydratation extrême.

sont émoussés. Chez les nourrissons, très majoritairement composés d'eau, la moindre déshydratation peut entraîner des conséquences vitales. Chez la personne âgée, la fonction rénale s'altère et les muscles fondent (sarcopénie). Or ils servent de réservoir à la quasi-totalité de l'eau de l'organisme. Enfin, les personnes âgées mangent moins et diminuent donc de ce fait leurs apports hydriques. Tous ces facteurs réunis, plus la température extérieure et les éventuelles fragilités spécifiques à chacun constituent un danger supplémentaire.

BOIRE TOUT AU LONG DE LA JOURNÉE

L'eau mettant 20 minutes à être absorbée par les intestins, il faut boire régulièrement tout au long de la journée.

Boire trop d'un coup est déconseillé (par exemple, la théière du matin !). L'apport hydrique est trop important, la fonction rénale est dépassée, les sels minéraux sont dilués dans le sang… et on passe son temps aux toilettes. De même, boire insuffisamment perturbe la fonction musculaire, ralentit tous les métabolismes et concentre les urines, qui peuvent s'infecter.

Il est indispensable de préserver la fonction rénale aussi longtemps que possible. Lorsque les reins ne fonctionnent plus, on souffre d'insuffisance rénale, dont les conséquences peuvent être très sévères. Une mauvaise hydratation peut aussi engendrer un dérèglement cardiovasculaire et même de l'hypertension[8].

Il faut donc boire régulièrement, mais sans attendre d'avoir soif. Car lorsque la sensation de soif apparaît, notamment au cours d'un effort musculaire, le corps a déjà perdu 1 % de sa teneur en eau. On est donc déshydraté sans le savoir. Avec une déshydratation de 2 %, les muscles perdent 20 % de leur efficacité, avec un risque accru de claquage, de crampes ou d'élongations. Les capacités cognitives sont également menacées : baisse de la vigilance, sensation de fatigue, diminution de la mémoire à court terme, diminution de l'efficacité du calcul arithmétique, augmentation du temps de réponse[9].

Concrètement…

- Buvez régulièrement, sans attendre d'avoir soif. La meilleure technique est celle de l'hydratation réflexe : vous vous levez, un quart de verre d'eau ; vous allez aux toilettes, un quart de verre d'eau. En inscrivant le quart de verre d'eau dans chaque activité quotidienne répétitive, vous parviendrez à boire sans effort une quantité d'eau suffisante.
- L'été, buvez un peu plus que d'habitude, au minimum 1,5 l à 2 l de boisson par jour (davantage en cas d'effort supplémentaire). Un critère très simple permet de vérifier votre niveau d'hydratation : la couleur de vos urines. Si elles sont claires, tout va bien ; mais si elles sont foncées, donc concentrées, cela signifie que l'organisme est dans une « logique d'économie » et qu'il retient l'eau qui lui manque. Autre moyen de contrôle, pincez-vous la peau du bras : elle doit revenir instantanément à sa place ; si elle reste plissée, c'est que vous êtes en état de déshydratation.
- Les boissons glacées agissent moins vite que les tisanes ou le thé, car elles doivent séjourner quelques minutes supplémentaires dans l'estomac pour revenir à la température interne de 37 °C.
- N'oubliez pas que les sodas contiennent 100 g de sucre par litre ; ils sont mal absorbés, donc moins réhydratants, et constituent un apport en sucre important (voir p. 76). Autant boire l'eau du premier robinet venu.
- Par canicule et si vous devez fournir des efforts prolongés, les boissons pour sportifs permettent de compenser les pertes en sel.
- Dans le cas particulier des fuites urinaires, la meilleure prévention n'est pas de boire moins mais de manger mieux. Un régime équilibré à base de légumes et de fruits, riches en fibres, limite la constipation, donc la pression sur la vessie.

Attention aux personnes âgées

Les personnes âgées doivent boire davantage en cas de température extérieure élevée, d'appartement surchauffé ou de fièvre. Il faut veiller à leur laisser toujours un verre ou une petite bouteille à portée de main. Variez les boissons proposées. Incitez-les à boire sans soif, par petites quantités, à raison de 8 verres par jour, soit 1 verre par heure.

- D'une pierre, deux coups : en cas de transit capricieux, privilégiez les eaux minérales riches en magnésium comme Hépar (110 mg/L), Quézac (95 mg/L), Badoit (85 mg/L), Contrex (84 mg/L) ou Courmayeur (67 mg/L).

De la viande en quantité raisonnable

L'excès de viande favorise certains cancers (côlon notamment), les maladies cardiovasculaires, l'obésité, le syndrome métabolique, la goutte. Attention, on parle bien d'excès de viande, pas d'une consommation raisonnable ! Par ailleurs, à l'heure d'une écologie responsable et du développement durable (pour ne pas dire de la santé durable), la viande coûte cher, sa fabrication « industrielle » est polluante et trop gourmande en eau.

UN ALIMENT INTÉRESSANT... À PETITES DOSES

La viande fournit du fer facilement assimilé, des protéines en quantité importante (17 à 23 g pour 100 g) et de haute valeur biologique avec une grande diversité d'acides aminés, des vitamines, notamment la vitamine B12 (nécessaire pour les cellules sanguines et les fonctions nerveuses), de la vitamine D (nécessaire pour la charpente osseuse) et du zinc indispensable pour la croissance et la réparation des tissus, dont elle est l'une des meilleures sources alimentaires.

À l'inverse, quand elle est consommée en excès, la viande a un impact négatif sur la santé. Les grands mangeurs de viande et de charcuterie multiplient ainsi par quatre le risque de décès par cancer par rapport aux grands consommateurs de protéines végétales.

QUATRE BONNES RAISONS DE MANGER MOINS DE VIANDE

- L'excès de fer (surtout dans la viande rouge) est pro-oxydant, c'est-à-dire qu'il aboutit à la composition de radicaux libres (voir p. 48) et de molécules inflammatoires.

- L'excès d'acides gras (surtout dans les viandes grasses) est impliqué dans les maladies métaboliques (cardiovasculaires, diabète…) et les cancers.
- La charcuterie, outre le fait qu'elle est plutôt grasse, contient des conservateurs comme le nitrite de potassium ou de sodium qui se combinent aux protéines de la viande pour donner des substances cancérogènes, les nitrosamines.
- Attention à la cuisson (voir p. 81 et suivantes) ! Le fait de griller la viande (gril, friteuse, poêle, barbecue, etc.) ou de la cuire trop longtemps entraîne un dégagement de composés (hydrocarbures aromatiques polycliques, etc.) qui provoquent des mutations et, sur le long terme, entrent en jeu dans l'initiation des cancers.

UN RISQUE PARTICULIER, LA GOUTTE

Cette forme particulière d'arthrite (maladie des articulations) touche le gros orteil, le genou ou l'épaule et survient quand le taux d'acide urique augmente dans le sang (hyperuricémie). Il va alors se déposer « goutte à goutte » sous forme de cristaux dans les articulations, où il provoque des douleurs violentes. Le rapport avec la viande ? C'est que les animaux fabriquent comme nous de l'acide urique qui persiste dans leur sang une fois abattu. Avec la viande, on ingurgite de l'acide urique en plus de celui que nous fabriquons. Une tranche de viande de taille moyenne contiendrait environ 1 g d'acide urique.

Le régime antigoutte

En cas de goutte, buvez beaucoup d'eau alcaline (Vichy, Badoit…) pour éliminer l'acide urique et éviter les calculs. Évitez ou supprimez les aliments qui contiennent de l'acide urique mais également des purines : les abats et la charcuterie, les anchois, sardine, hareng, truite, carpe, saumon, cabillaud, les soupes à base de poisson, en limitant les apports à 150 g par jour. Évitez aussi les asperges et l'oseille, le chocolat, les sodas et l'alcool sous toutes ses formes.

Concrètement…

- Adaptez votre consommation de viande à vos besoins. Les enfants en raison de leur croissance, les femmes enceintes, les femmes qui souffrent de règles abondantes, et les personnes après 65-70 ans, lorsque la fonte musculaire s'accélère, tous ont besoin des protéines de la viande et de leur fer. La recommandation officielle est de 0,8 à 1 g de protéines par kilo et par jour, jusqu'à 1,2 g en cas de besoins spécifiques. Pour une femme de 60 kg, 48 à 60 g de protéines suffisent. 100 g de viande (ou de poisson) fournissent seulement 20 g de protéines, voilà pourquoi il faut compléter sa ration à l'aide de légumes secs, de céréales, d'œufs, de produits laitiers, d'oléagineux, etc.
- Globalement, **consommez moins de 500 g de viande de boucherie (veau, bœuf, agneau, porc, mouton, cheval) par semaine et limitez-vous, pour la charcuterie, à une fois par semaine**. Pour les autres repas, alternez avec de la volaille, des œufs, du poisson, des fruits de mer ou, encore mieux, des protéines végétales consommées en associant légumes secs (lentilles, pois…) et céréales.
- Retirez le gras bien visible de la viande, cela divisera par deux voire par trois la quantité de graisse du morceau.
- Choisissez les viandes moins grasses : collier pour le bourguignon ou jarret et paleron pour le pot-au-feu (5 à 6 % de MG), plutôt que la macreuse ou le plat de côte (12 à 20 % de MG). Préférez le bas de carré (6,6 % MG) pour le sauté de veau plutôt que l'épaule (14 % de MG), le filet mignon de porc (3 % de MG) plutôt que la côte ou l'échine de porc (15 % de MG), le tournedos ou le steak (4 % de MG) plutôt que l'onglet (9 % de MG) ou l'entrecôte de bœuf (12 % de MG). Les escalopes et les rôtis sont en général plus maigres, de même que le jambon, en particulier le fumé ainsi que les abats et les rognons de viande ou le gibier.
- Au supermarché, préférez les steaks hachés à 5 % plutôt que ceux à 15 %. Dans le bourguignon ou dans l'omelette, échangez vos lardons (22 % MG pour le lard dit « maigre ») contre du bacon ou du jambon (3-4 % de MG) ou même une infusion de thé fumé pour la sauce du bourguignon (0 % de MG)

Du poisson deux fois par semaine

On a longtemps vanté les vertus du poisson face à la viande, qui était mise en accusation dans la survenue des maladies cardiovasculaires ou de certains cancers. Mais avec les polluants largement reversés dans les eaux de rivières ou les océans, la question se repose avec acuité : en manger ou pas, et si oui, lesquels ?

TOUS LES POISSONS NE SE VALENT PAS

Le poisson est une source majeure de protéines, mais aussi de matières grasses, dont les fameux oméga 3, en quantité variable selon l'espèce. Ces graisses sont indispensables au développement et au fonctionnement de la rétine, du cerveau et du système nerveux. Certains poissons contiennent davantage d'oméga 3 à longue chaîne aux propriétés protectrices anti-inflammatoires, anticancéreuses ou protectrices cardiovasculaires.

Les poissons fournissent aussi des vitamines (A, D, E et certaines du groupe B), des minéraux et oligoéléments (phosphore, iode, zinc, cuivre, sélénium et fluor). Ils ont donc des atouts indéniables donc.

Mais manger du poisson comporte aussi des risques. Selon l'ANSES[10], les poissons peuvent être contaminés par des polluants, entre autres les dioxines, les PCB ou le méthyl-mercure, dont les effets sur la santé sont néfastes en cas de surexposition. Les premiers et les dioxines se retrouvent surtout dans les poissons gras, mais aussi chez certaines espèces dites bio-accumulatrices, comme la brème, la carpe ou le silure. Et comme les gros mangent les petits, ils accumulent de ce fait les polluants stockés par les animaux dont ils se nourrissent.

Cela dit, les bénéfices restent supérieurs aux risques, et contaminants ou pas, le risque de décès est, selon les spécialistes, deux fois moins élevés chez les mangeurs de poisson par rapport à ceux qui n'en consomment pas.

ET LES FRUITS DE MER ?

Les crabes, les crevettes et les coquilles saint-jacques sont riches en protéines et pauvres en graisses et en cholestérol (sauf la tête et les œufs). Contrairement à une idée reçue, on peut donc les consommer, même si on a du cholestérol ! Quant aux huîtres, moules et autres coquillages, ils regorgent en plus d'oligoéléments (iode, cuivre et zinc), qui sont de puissants antioxydants. On y trouve même du fer en quantité parfois bien plus importante que dans la viande rouge.

Concrètement...

- L'ANSES recommande de consommer du poisson deux fois par semaine en associant un poisson à forte teneur en oméga 3 (saumon, sardine, maquereau, hareng, truite fumée) et un poisson maigre (thon, lieu noir, cabillaud, merlan, sole, julienne, raie, merlu, lotte, carrelet). Si vous souhaitez aller au-delà des recommandations et manger du poisson plus de deux fois par semaine, pour les parts supplémentaires, tournez-vous de préférence vers les poissons maigres.
- Alternez les sources de protéines et de matières grasses en consommant deux portions de poisson moyennement riche en oméga 3 comme le rouget, l'anchois, le pilchard, le bar, la truite, la dorade, le turbot, l'éperlan, le brochet ou le flétan.
- Si vous ne consommez du poisson qu'une fois par semaine, il doit être riche en oméga 3.
- Pour les femmes enceintes et allaitantes et les enfants en bas âge (moins de 30 mois), l'ANSES préconise, d'une part d'éviter les poissons les plus contaminés : requin, lamproie, espadon, marlin (proche de l'espadon) et siki (variété de requin), d'autre part de limiter à 150 g par semaine (60 g par semaine pour les enfants de moins de 30 mois) la consommation de poissons susceptibles d'être fortement contaminés : lotte (ou baudroie), loup de l'Atlantique, bonite, anguille et civelle, empereur, grenadier, flétan, mulet, brochet, raie, sabre, dorade, pageot, esturgeon ou thon...
- Pour préserver les oméga 3 des poissons cuits, il est préférable de les cuire au four ou dans l'eau bouillante plutôt que dans l'huile, qui augmente par ailleurs la consommation d'oméga 6, déjà trop élevée.

3 verres de vin par jour au maximum

Le vin est réputé « bon pour le cœur », mais mauvais pour le foie. Les plus optimistes estiment que l'alcool conserve, ce à quoi les pessimistes rétorquent que le formol aussi conserve ! Quand on évoque les effets toxiques de l'alcool, on pense aussitôt à la cirrhose du foie. Elle est loin d'être le seul : l'alcool vient en seconde position des causes de cancers évitables, juste derrière le tabac. Le plaisir est pavé de mauvaises intentions…

LES BIENFAITS AVÉRÉS DU VIN

« Si le vin disparaissait de la production humaine, je crois qu'il se ferait, dans la pensée et dans l'intellect, un vide, une absence, une défection, beaucoup plus affreux que tous les excès dont on rend le vin responsable », écrivait Charles Baudelaire. L'alcool stimule notamment la libération de dopamine, neuromédiateur du plaisir. Réduire vin ou l'alcool à ses seuls effets négatifs serait comme parler d'amour en évoquant seulement les MST. Une aberration !

Grâce aux polyphénols abondants dans le raisin, le vin présente effectivement des vertus appréciables, en dehors du plaisir ressenti et de ses saveurs inimitables. Et ses effets vasodilatateurs, antiagrégants et antioxydants réduisent les risques de maladies cardiovasculaires et même de diabète. Hélas, l'effet inverse est observé en cas de consommation excessive.

L'alcool est un peu comme Dr Jekyll et Mister Hyde. À faibles doses (2 verres par jour pour les hommes, 1 verre pour les femmes), le risque de mortalité diminue de 20 % par rapport aux non-buveurs. C'est la face « alcool-médicament ». Inversement, l'effet protecteur s'évapore quand les doses augmentent, avec une croissance significative de la mortalité prématurée, surtout chez les femmes. C'est la face « alcool-poison ». En France, 49 000 personnes meurent chaque année à cause de l'alcool, dont 15 000 par cancer. Voilà pourquoi peu de spécialistes se prêteront à recommander de l'alcool pour « raisons médicales ».

Par ailleurs, certains scientifiques affirment que les vertus cardioprotectrices de l'alcool concernent autant le vin que la bière et les spiritueux, quand d'autres estiment que seul le vin rouge tire son épingle du jeu, avec cinq fois plus de polyphénols que le vin blanc (la bière en contient beaucoup moins et les alcools forts pas du tout). Selon une étude danoise, la consommation modérée de vin rouge s'accompagne d'un risque trois fois moins important de mort prématurée par maladies cardiovasculaires ou cancers que la consommation de bière ou de spiritueux. Résultats confirmés par plusieurs autres travaux.

C'EST LA DOSE QUI FAIT LE POISON

L'alcool est transformé dans le foie en sucres utilisables, mais ce processus n'élimine pas complètement l'effet néfaste de l'alcool, car il forme de l'acétaldéhyde, une substance qui peut causer d'énormes dommages au matériel génétique des cellules[11].

Les femmes sont plus sensibles à l'alcool que les hommes

Le corps de la femme possède moins de muscles et plus de graisses qu'un homme, elle renferme donc moins d'eau (puisque les muscles sont des réservoirs à eau) et l'alcool y est donc plus concentré. Même à corpulence égale avec un homme, une femme dégradera moins bien et moins vite l'alcool.

Au plan des maladies, c'est pareil : à consommation égale, une femme risque de développer une cirrhose hépatique au bout de dix ans, contre quinze ans pour un homme. Une consommation régulière d'alcool augmente le risque relatif de cancer du sein et celui de fractures osseuses (à cause des chutes), elle provoque aussi une hausse des IST (infections sexuellement transmissibles) à cause de l'alcool qui désinhibe, des maladies psychiatriques associées (plus de dépression, de schizophrénies) et des complications neurologiques plus fréquentes.

Par ailleurs, l'alcool métabolisé dans le foie provoque une inflammation de cet organe (hépatite alcoolique), suivie de stéatose (accumulation de lipides du fait des triglycérides transformés en graisses), puis d'une cirrhose (foie gras et fibreux), dont l'une des complications est le cancer du foie. Toutes ces pathologies peuvent parfois se cumuler.

> **1 verre = 1 unité d'alcool, soit...**
>
> - 10 cl de vin à 12°
> - 25 cl de bière à 5°
> - 4 cl d'alcool à 40° (whisky, pastis)
> - 7 cl de vin apéritif à 18°
>
> Le nombre maximal d'unités d'alcool recommandé est de trois par jour.

Seconde cible de l'alcool, le cerveau : pour une alcoolémie inférieure ou égale à celle autorisée au volant (0,50 g/l, soit l'équivalent de 2 à 3 verres), l'alcool est légèrement euphorisant, avec un effet désinhibiteur. Les capacités d'attention ou de raisonnement sont stimulées et semblent facilitées, mais le taux d'erreurs est accru. **Au-delà de 0,50 g/l, l'alcool devient sédatif, il perturbe l'équilibre et la coordination des mouvements.** Sur le long terme, les effets délétères sont encore plus importants : une étude publiée en 2014[12] a montré que la consommation excessive régulière accélère le déclin cognitif (diminution de l'attention, du raisonnement logique, des capacités de mémorisation, des capacités de décision) dès le milieu de vie. Par « consommation excessive », on entend 36 g d'alcool, soit 3,5 verres par jour. **À 55 ans, un buveur régulier excessif aurait la mémoire d'un homme de 61 ans.** Les mêmes chercheurs reconnaissent toutefois qu'une consommation d'alcool journalière, tant qu'elle reste modérée, n'est pas nocive pour le vieillissement cognitif.

Enfin, c'est la vie tout entière qui peut être menacée : la consommation excessive et régulière d'alcool peut entraîner psychose et dépendance alcoolique, passages à l'acte violent, accidents domestiques ou de la route.

En réalité, 3 verres d'alcool par jour, c'est la quantité à partir de laquelle les bienfaits diminuent et les risques augmentent. L'Organisation mondiale de la santé (OMS) préconise de ne pas dépasser 21 verres par semaine pour les hommes et 14 pour les femmes. Surtout, **l'OMS recommande de s'abstenir au moins un jour par semaine de toute consommation d'alcool**, une façon de mettre le foie au repos et d'être bien certain de repérer le risque d'addiction.

Concrètement...

- Jouez la modération : au-delà de 21 verres par semaine pour les hommes et 14 pour les femmes, les effets bénéfiques de l'alcool s'évaporent. L'OMS le dit, on le répète.
- À jeun, la concentration d'alcool est maximale au bout de 45 minutes, contre 90 minutes au milieu du repas. Mangez si vous ne voulez pas perdre le contrôle et si vous voulez diminuer la production d'acétaldéhyde nocif au niveau du foie.
- Au volant, pas de questions à vous poser : le taux d'alcool autorisé au volant est de 0,5 g (0,2 g pour le permis probatoire). Chaque verre consommé fait monter le taux d'alcool de 0,20 g à 0,25 g en moyenne. Ce taux varie selon votre état de santé, votre degré de fatigue ou de stress, le tabagisme ou simplement votre âge et votre corpulence : il peut monter à 0,30 g chez les plus minces, les femmes ou les personnes âgées. L'élimination s'accomplit au rythme d'environ 0,15 g/h en cas de concentration supérieure à 0,50 g (avec là encore d'importantes variations d'une personne à l'autre). Trêve de calcul, le plus simple, c'est : pas d'alcool au volant !
- Plus un alcool est fort et sucré, plus il est calorique. Le vin rouge contient 12,5 g d'alcool mais seulement 0,3 g de sucre, contre 1,5 g pour le rosé. Le champagne contient moins d'alcool que le rouge (10 g d'alcool pour 100 ml) mais huit fois plus de sucre que le rouge (2,5 g de glucides), sauf l'extra brut. Le muscat, le porto et autres vins sucrés contiennent presque cinquante fois plus de sucre (environ 15 g de glucides). Le whisky et le rhum, eux, sont très riches en alcool, d'où leur richesse en calories. Mieux vaut rentrer dans votre jean que dans ce type de calcul ! Sauf jour de fête, soyez modéré dans votre consommation !

Cuites ponctuelles ou alcoolisation régulière ?

L'un comme l'autre sont nocifs. Toutefois, les alcoolisations ponctuelles importantes *(binge drinking)* ont des effets négatifs au niveau cérébral, notamment sur la mémoire et les fonctions d'apprentissage, ce qui n'est pas observé avec des consommations régulières correspondant pourtant à la même quantité d'alcool[13]. Il reste encore beaucoup d'inconnues sur la réversibilité de ces effets ; dans certaines études, l'arrêt des alcoolisations importantes permet une récupération des fonctions altérées, sans doute grâce à la plasticité cérébrale.

- Si vous prenez des médicaments, lisez attentivement la notice ou demandez conseil à votre pharmacien. L'alcool augmente l'effet de tous les sédatifs (antidépresseurs, somnifères, tranquillisants, etc.). Certains antidouleurs, comme l'aspirine, associés de manière chronique à l'alcool augmentent les saignements digestifs ; le cocktail alcool + antibiotiques peut entraîner des maux de tête ou des nausées ; l'alcool pris régulièrement diminue l'efficacité des anticoagulants et des antidiabétiques notamment.

CHAPITRE 3

Manger juste et bien

Nous mangeons trop et trop riche, trop salé, trop sucré, trop gras. En plus, nous ne bougeons pas assez. Résultat : le poids moyen de la population augmente et ce surpoids devient un obstacle supplémentaire à une activité physique convenable. Pire, la conjonction de ces deux facteurs est à l'origine de fléaux comme le diabète, l'hypertension et les maladies cardiovasculaires, mais également de nombreux cancers dont la survenue augmente avec l'âge. La qualité de l'alimentation est donc un combat crucial.

Par ailleurs, s'il y a des règles valables pour tous, il y en a aussi qui ne valent que pour soi-même : ce qui réussit si bien à mon voisin ne me réussit pas forcément à moi (gluten, lactose, fibres, café...). Un peu d'observation de soi peut conduire à mieux adapter le contenu de son assiette.

On l'a déjà dit plus haut, grâce à un comportement adéquat (alimentation équilibrée, etc.), nous influençons l'expression même de nos gènes, nous les stimulons, nous les réprimons, nous jouons avec l'épigénétique sans le savoir pour essayer finalement d'infléchir le « destin » inscrit dans nos gènes.

Moins de sel

Aujourd'hui, presque un adulte sur deux dépasse le chiffre limite de 8 g de sel par jour, avec des conséquences lourdes pour la santé : augmentation du risque d'hypertension, de cancer de l'estomac, d'ostéoporose, de surpoids et, en prime, surcharge de travail pour les reins. Pourquoi garder la salière sur la table quand on sait qu'en 4 à 8 semaines seulement on peut rééduquer son goût ?

DES RISQUES QUANTIFIÉS

Jusqu'à 17 % des hypertensions artérielles (voir p. 182), facteur de risque de maladies cardiovasculaires, seraient dues au sel. Celui-ci favorise aussi le cancer de l'estomac : 9 000 nouveaux malades par an, dont 15 % pourraient être évités en modérant la consommation de sel. En plus, il participe du surpoids car il augmente l'appétit. Le rein, enfin, est obligé de travailler beaucoup plus pour éliminer ce sel, ce qui favorise les maladies rénales et augmente l'élimination urinaire de calcium ce qui majore le risque d'ostéoporose.

Cela dit, il n'y a aucune raison de compter les grains de sel si on est en bonne santé, avec une tension normale et sans surpoids. Par contre, si on accumule les facteurs de risque (tabac, alcool, obésité) et que l'on consomme des plats industriels tous les jours, le sel doit être réduit, car les effets ne s'ajoutent pas, ils se multiplient ! Les études prouvent que les régimes pauvres en sel diminuent les valeurs de tension artérielle, qu'on soit hypertendu ou pas. **La modération (5 à 6 g par jour)** permet également de diminuer son poids et de soulager le travail du cœur.

COMMENT LE SEL AUGMENTE LA TENSION

Le sel apporté par l'alimentation est absorbé en totalité par la paroi des intestins et passe dans le sang. Afin que la salinité du sang reste la même, ce qui est essentiel au maintien de l'équilibre physiologique, le sel va se « diluer » en entraînant de l'eau à sa suite. Cet appel d'eau provoque la sensation de soif ressentie lorsqu'on mange trop salé. Mais ce n'est pas tout, l'eau entraînée avec le sel augmente le volume de sang, et donc la pression dans les vaisseaux.

Concrètement...

- Limitez le sel à 5-6 g par jour, sans dépasser 8 g ! 1 g de sel, c'est juste une pincée ! Commencez par goûter, supprimez la salière à la table et modérez le sel de cuisson. Avec ce repère en tête : 4 pincées de sel grand maximum par repas (y compris le sel de cuisson). En 6 à 8 semaines, vous réussirez à apprécier des aliments moins salés.
- Remplacez le sel ! On le sait, c'est un fabuleux exhausteur de goût. Donc apportez du goût à vos plats avec du poivre, des épices, des herbes aromatiques et même des algues.
- Traquez-le sel caché ! Une baguette renferme en moyenne 2,5 g de sel ; les soupes du commerce affichent 8 à 11 g pour 100 ml ; les conserves 2 à 3 g par boîte ; certaines eaux minérales 3 à 4 g par litre ; les plats cuisinés 1 à 1,5 g par portion ; les charcuteries entre 1,5 g (jambon allégé en sel, saucisse de Francfort, de Strasbourg) et 6 g par 100 g (jambon sec et saucisson sec) ; les fromages de 0,75 à 4,5 g par 100 g. Attention aussi aux céréales pour le petit déjeuner et aux biscuits sucrés, qui contiennent du sel.
- Faites des choix judicieux ! Préférez la mozzarella à la feta (six fois plus salée). L'emmental, le comté ou le Beaufort sont peu salés (environ 0,8 g de sel pour 100 g), contrairement aux bleus, roquefort et autres fromages de brebis (parfois plus de 4 g aux 100 g). Rappelez-vous que le sel de céleri contient 80 % de sel et 20 % de céleri et que le ketchup est deux fois plus salé qu'une sauce tomate toute simple. Pensez aussi aux galettes d'épeautre, de riz ou de céréales (bio), quatre fois moins riches en sel que le pain à poids égal.
- Rincez le contenu de vos boîtes de conserve ! Avec des haricots, ça peut réduire de 30 à 40 % la teneur en sodium. Idem pour le thon en conserve.
- Sachez lire les étiquettes ! **« À teneur réduite en sel »** : l'aliment contient au moins 25 % en moins de sel qu'un produit similaire. Mais sur un produit très salé au départ, la teneur en sel restera importante. **« Pauvre en sel »** : il n'y a pas plus de 0,12 g de sel pour 100 g d'aliments. **Produit « sans sel »** : il est réservé à l'usage hospitalier.

- Ne confondez pas sodium et chlorure de sodium ! **1 g de sodium est égal à 2,5 g de sel.** N'oubliez pas que la quantité de sel que vous absorbez dépend aussi de la quantité d'aliments consommés. Par exemple, si vous absorbez 300 g d'un produit qui contient 1,5 g de sel pour 100 g de produit, vous avalerez 4,5 g de sel, soit quasiment la moitié de la consommation maximale recommandée.
- Un chiffre à retenir : 75 % des apports salés proviennent des plats préparés, du pain, de la charcuterie et du fromage. C'est sur ces aliments que vous devez agir pour réduire les quantités de sel consommées. Les aliments eux-mêmes (légumes, poissons) en fournissent seulement 5 %.

Moins de gras, mais du bon

Manger moins gras ne signifie pas supprimer tout le gras (l'organisme ne pourrait survivre sans). Il s'agit de consommer un peu moins de graisses et de favoriser les meilleures (les végétales). Athérosclérose, épidémie de diabète, etc., les maux liés à une alimentation trop grasse sont désormais bien connus et dépassent largement le seul problème du surpoids.

NI TROP DE GRAISSES, NI TROP PEU

Les lipides devraient représenter le tiers des apports énergétiques. Or presque la moitié des adultes et le tiers des enfants dépassent cette recommandation. Les triglycérides sont les graisses de stockage. En cas de besoin, l'organisme les fragmente en acides gras, qui vont servir de « carburant » énergétique au cours d'un exercice physique soutenu par exemple. Les muscles consomment ces acides gras après avoir épuisé les réserves de sucres (glycogène).

Par ailleurs, les acides gras transportent avec eux les indispensables vitamines A, D ou E pour alimenter nos tissus. Et ils constituent plus de la moitié du poids sec du cerveau. Ils jouent aussi un rôle de premier plan dans l'architecture des membranes de nos cellules, notamment au niveau intestinal. Si les membranes sont de qualité, les échanges se font bien, ce qui agit positivement sur l'assimilation des aliments, le sommeil ou le bien-être général. Sans graisse, l'organisme tomberait littéralement malade.

Un bon équilibre lipidique permet de prévenir les maladies cardiovasculaires, l'obésité ou certains cancers. Mais le trop est l'ennemi du bien. Certains acides gras dits « saturés » finissent par encrasser les artères quand ils sont en excès : c'est l'athérosclérose. Leur excès est également responsable de maladies comme le diabète, le syndrome métabolique (voir p. 107) et l'obésité. Ces acides gras proviennent principalement des graisses animales (viandes, beurre, fromage, etc.), d'où l'intérêt de privilégier les graisses végétales.

LES ATOUTS DES HUILES VÉGÉTALES

Les huiles végétales sont riches en acides gras insaturés. Mais contrairement à ce qu'on imagine, elles aussi, consommées en excès sont déconseillées, ne serait-ce que parce qu'elles sont hypercaloriques.

Toutefois, elles possèdent deux atouts majeurs : elles couvrent les trois quarts des apports en vitamine E cardioprotectrice, elles sont aussi l'une des principales sources d'acides gras « essentiels » de l'organisme. Ces acides gras (l'acide linoléique et l'acide alpha-linoléique) sont apportés exclusivement par l'alimentation, car notre corps ne sait pas les fabriquer et ils sont indispensables au métabolisme.

Concrètement...

- Comptez 2 cuillerées à café (10 g) de matières grasses pour une femme et par repas, une cuillère à soupe pour un homme + 10 à 15 g de beurre au petit déjeuner.
- Même si l'huile végétale (100 % de MG) est plus grasse que le beurre (80 % de MG) ou la crème fraîche (30 à 40 % de MG), privilégiez la première pour cuisiner (2 cuillères à café de MG par repas) pour la qualité de ses acides gras insaturés, meilleurs pour la santé.

Apprenez à lire les étiquettes

« Sans matière grasse » signifie qu'il y a moins de 0,5 g de lipides pour 100 g. C'est le cas des fromages blancs ou des yaourts 0 %. « Allégé en matières grasses » implique que le produit contient au minimum 30 % de matières grasses en moins qu'un équivalent non allégé. Pour autant, ces produits peuvent se révéler une fausse bonne idée : avec une mayonnaise allégée, par exemple, on mange plus (c'est prouvé par les études) pour compenser (inconsciemment) ou pour obtenir plus de goût. Le yaourt 0 % de MG perd tous ses oméga 3 bons pour le cœur, pour un bien piètre gain en réduction calorique : 42 kcal, contre 47 kcal pour un yaourt nature partiellement écrémé et 65 kcal pour un yaourt au lait entier.

- Si vous souhaitez réduire votre poids, allégez vos vinaigrettes en remplaçant une partie de l'huile par de l'eau voire toute l'huile par du yaourt, du fromage blanc, de l'eau, du bouillon aromatique, du jus de fruit (du citron ou de l'orange pressée).
- Évitez ou limitez les plats industriels comportant plus de 10 % de graisses (10 g de lipides pour 100 g de produits) et regardez bien les étiquettes : si le beurre ou l'huile végétale sont cités dans les trois premiers ingrédients de la liste, le produit est sans aucun doute gras[14].
- Contrairement à l'huile, le beurre, la margarine ou le lard sont constitués en partie d'eau. Ils apportent donc moins de calories (7 à 8 Kcal/g contre 9 pour l'huile).
- Privilégiez les cuissons vapeur, en papillotes, au wok : elles préservent les vitamines et ne nécessitent pas (trop) de graisses.

Un peu de sucres, mais pas n'importe lesquels

Après une longue lune de miel dans nos assiettes, le sucre est désormais sur la sellette, au point de détrôner les graisses dans le rôle de l'ennemi public n° 1. De fait, les sucres dits « rapides » sont un facteur de risque majeur d'apparition de prédiabète et de complications lorsque le diabète est déjà installé. En revanche, les sucres complexes ont tout bon !

UN POISON DÉLICIEUX

Le sucre active le circuit du plaisir et de la récompense, au point qu'on parle parfois d'addiction au sucre. Lorsque le sucre n'est pas consommé comme carburant au cours d'une activité physique, il est transformé et stocké dans les cellules graisseuses (adipocytes), qui enflent et se gonflent au maximum, entraînant la libération de substances inflammatoires, les cytokines. C'est un cercle vicieux, ces substances entretenant sournoisement l'inflammation pendant des années, avec ses conséquences, notamment au niveau des vaisseaux sanguins. L'inflammation (voir p. 42) est une réaction normale de l'organisme lorsqu'il se sent agressé. Et le sucre en excès est considéré comme un agresseur par l'organisme !

Quand les cellules de stockage sont trop grosses, elles se multiplient pour engranger le surplus. Ce n'est pas un problème si ces graisses sont utilisées rapidement au cours d'une activité physique (lipolyse), mais cela le devient si elles s'installent durablement et continuent de grossir (lipogénèse). Alors le déséquilibre s'installe, de nouveaux adipocytes sont créés (au niveau du ventre surtout), de nouvelles substances inflammatoires sont sécrétées.

Le prédiabète avance silencieusement, sans signe manifeste, jusqu'à ce que le diabète s'exprime haut et fort, avec des complications souvent graves. Car il fragilise l'organisme, qui devient une proie facile pour les maladies cardio-vasculaires et le cancer.

Insuline et insulinorésistance

Dès le passage d'un aliment sucré dans l'estomac, le pancréas libère dans le sang de l'insuline. Celle-ci a le pouvoir de prélever le glucose du sang pour le fournir aux cellules qui en ont besoin (cerveau, muscle, foie...). Résultat : une limitation du glucose dans le sang au profit des cellules. Quand on est en manque de glucose (lors d'un exercice physique prolongé ou d'un jeûne par exemple), l'insuline va se fournir auprès des cellules graisseuses (adipocytes) en transformant les acides gras en glucose. C'est le fonctionnement normal.
En cas de manque d'insuline (diabète de type 1) ou d'une résistance des cellules à l'action de l'insuline (diabète de type 2), ce qu'on appelle l'« insulinorésistance », il va y avoir plusieurs conséquences : le glucose reste dans le sang (hyperglycémie), les cellules musculaires en manquent, et les graisses restent dans les adipocytes : on est donc fatigué, avec une force musculaire amoindrie, et on ne maigrit pas.

Les diabétiques de type 1 (insulinodépendants) et de type 2, ainsi que certains patients ayant trop de triglycérides doivent particulièrement gérer leurs apports en glucides, surtout en dehors de repas. Tout cela nécessite un suivi médical rigoureux et spécialisé (voir p. 159).

Concrètement...

L'apport en glucides recommandé par l'ANSES est de 50 à 55 % des apports énergétiques totaux en privilégiant les sucres ou glucides complexes (féculents) et en limitant les sucres simples, comme le saccharose (sucre de table blanc, roux) ou le fructose (contenu dans les fruits, le miel, les sodas...). Les glucides complexes (autrefois appelés « sucres lents ») offrent de nombreux avantages : ils maintiennent longtemps la sensation de satiété ; les calories d'origine glucidique sont plus facilement brûlées par l'organisme lors d'un effort que celles des graisses ; l'insuffisance en glucides entraîne en revanche une fonte musculaire qui oblige le corps à utiliser ses protéines pour fabriquer du glucose et nourrir le cerveau. En outre, les glucides limitent la fatigue et la tension nerveuse, ils ont un effet apaisant, car ils participent à la synthèse de la sérotonine dans le cerveau, hormone apaisante.

Limitez les sucres rapides ou sucres simples

- Pas plus de 4 à 6 cuillerées à café ou morceaux de sucre par jour (soit 20 à 30 g), répartis dans les boissons chaudes ou les yaourts. Une canette de coca ou de jus de fruit industriel (33 cl) contient environ 7 sucres et 1 cuillerée à soupe de ketchup apporte environ 4 g de sucre. L'OMS recommande 50 g de sucres simples par jour, mais conseille de réduire de moitié ce chiffre face à l'épidémie de diabète et d'obésité.
- Si vous faites de la pâtisserie, divisez la quantité de sucre par deux, personne ne s'en plaindra.
- Ne consommez pas plus de deux à trois fruits par jour (ils sont sucrés).
- Pour les desserts industriels, soyez attentifs. Si le taux de « sucres » n'est pas précisé, reportez-vous alors à la liste des ingrédients, où les aliments sont classés par ordre d'importance. Si, parmi les premiers dans la liste, vous trouvez du sucre ou l'un de ses dérivés (sirop de glucose, fructose, glucose-fructose, isoglucose, etc.), le produit est plutôt sucré.
- Prenez votre thé et votre café sans sucre. On s'y fait très bien au bout de quelques jours ou quelques semaines tout au plus.
- Les desserts doivent être consommés en fin de repas et non entre deux (le goût sucré comme le goût salé stimule l'appétit).
- Les produits light ou allégés en sucre sont de bonnes aides qui aident à respecter certains régimes, cela a été démontré, mais ils entretiennent l'attrait pour le goût sucré.

Privilégiez les sucres lents

Apportés par des aliments comme le pain, les féculents, les céréales ou les légumineuses, ces sucres n'ont pas le goût sucré et procurent une sensation de satiété. Associés à des légumes ou à des fruits dans le même repas, ils ralentissent l'absorption des glucides.

Apprenez à lire les étiquettes

« Sans sucre » veut dire qu'il n'y a pas plus de 0,5 g pour 100 g. « Allégé en sucre » signifie qu'il y a 30 % de sucre en moins par rapport au produit de référence. C'est déjà ça de gagné ! Sauf que le sucre est parfois remplacé par des graisses...

Mangez des fruits à coques

Amandes, noisettes, noix, pistaches ont des vertus anti-inflammatoires et, selon certaines études, aideraient à prévenir le diabète de type 2. Un bon antidote pour les becs sucrés !

Marchez !

Faites entre 8 000 et 12 000 pas tous les jours si vous êtes diabétique. Ne l'oubliez pas, l'activité physique possède de nombreuses vertus anti-inflammatoires.

Du cru et du cuit

Malgré l'intérêt du crudivorisme, basé notamment sur la préservation des vitamines, la cuisson présente aussi ses avantages, cruciaux pour la santé. L'idéal, équilibrer le cru et le cuit dans un même repas et varier les modes de cuisson.

LES PROMESSES DU CRU

Manger des aliments comme les tartares et carpaccios de viande, les sushis et poissons crus, les légumes croquants et les fruits, préserve les vitamines au maximum. Avec la cuisson, la vitamine C est détruite, les vitamines B1 et B9 nécessaires au bon fonctionnement du système nerveux, sont altérées.

Selon les adeptes du crudivorisme, les enzymes vivants contenus dans les aliments crus faciliteraient la digestion tout aussi bien que la cuisson, mais avec l'avantage que les antioxydants (aux propriétés anticancer et protectrices pour le cœur et les vaisseaux) sont préservés.

Autre avantage du cru : on mastique, donc on améliore son microbiote (voir p. 80) et on favorise le sentiment de satiété et l'équilibre pondéral. Et que de saveurs préservées !

Évidemment, il y a des inconvénients ! Notamment sur la diversité alimentaire (exit le riz ou les pommes de terre, par exemple). Et puis ce type de régime finit par lasser, au risque de finir par manger moins ou par déséquilibrer totalement son alimentation.

Plus embêtant : le cru expose à des intoxications alimentaires, bactéries, virus et parasites n'étant plus neutralisés par la cuisson. Encore aujourd'hui, le poisson peut être contaminé par un ver parasite et provoquer l'anisakiase. Acheter du poisson sauvage, d'élevage contrôlé, du label rouge ou du bio et même des sushis du jour n'y change rien. La viande de cheval mal cuite ou crue peut entraîner la trichinose, et les femmes enceintes non immunisées contre la toxoplasmose ainsi que les personnes immunodéprimées sont menacées de toxoplasmose si elles mangent de la viande crue.

Si vous mangez cru...

- Pour éviter les petits embarras digestifs des légumes crus et la fermentation excessive des fibres, hachez le plus fin possible, pelez vos tomates et vos poivrons (la peau résiste à l'attaque des sucs gastriques voilà pourquoi elle est irritante).
- La digestion commence dans la bouche, pensez à mâcher longuement vos aliments crus.
- Pour vos tartares de viande hachée, achetez des produits de première fraîcheur et non préemballés. Votre boucher doit préparer la viande sous vos yeux. Conservez-la au froid et consommez-la dans la journée.
- Pour neutraliser l'anisakis, parasite du poisson cru, préférez un produit surgelé ou, si vous achetez du poisson frais, mettez-le 48 heures au congélateur. Le froid anéantit le parasite.
- Pour vos sushis, n'abusez pas des saumons et autres thons contaminés par les polluants (voir p. 61).

LES PROMESSES DU CUIT

Qui dit cuit, dit cuisiné, alliance des saveurs, alternance des textures, parfums révélés par la chaleur de l'aliment. La cuisine participe des plaisirs de la vie, donc de la bonne santé. Et puis la chaleur tue les bactéries (salmonelles notamment) et les parasites. C'est son grand avantage. En outre, les fibres et les protéines sont plus digestes (viande, poisson, œufs, céréales, pommes, etc.), ce qui facilite le transit et le bien-être intestinal.

Pour autant, la cuisson connaît aussi ses inconvénients. Barbecue, mijotages et fritures détruisent en partie les oméga 3, protecteurs du système cardio-vasculaire, et le noir des aliments trop cuits ou trop grillés est cancérogène. Enfin, les vitamines disparaissent effectivement dans l'eau de cuisson des légumes – mais elles sont en partie épargnées dans la cuisson vapeur, au bain-marie, au micro-ondes ou en papillote.

Au final, dans ce match serré entre le cru et le cuit, les promesses se valent.

Si vous mangez cuit...

Cuisson à l'eau

- La cuisson dans l'eau déjà bouillante permet de limiter les pertes en vitamines.
- Préférez les cuissons al dente (ferme sous la dent), non seulement vous préserverez les nutriments, mais aussi l'index glycémique des aliments : l'excès de cuisson transforme les glucides lents en sucres rapides (voir p. 76).
- Récupérez votre eau de cuisson des légumes, très riche en nutriments, pour préparer vos soupes, bouillons et sauces.
- D'une manière générale, pour préserver au mieux les vitamines B et C, sensibles à la chaleur et solubles dans l'eau, cuisez vos légumes le moins longtemps possible dans la plus petite quantité d'eau, en les coupant en morceaux moyens (plus la surface de contact avec l'air est grande, plus la perte en vitamine C est importante).

Cuisson vapeur

- ...ou en papillote, dans le panier de la Cocotte-Minute, vous préserverez un maximum de vitamines et conserverez la saveur des aliments. En plus, ce mode de cuisson est très diététique puisqu'il n'a besoin d'aucune matière grasse.

Au micro-ondes

- Utilisez des récipients en verre. Qu'il s'agisse des contenants, des films plastiques ou des cloches anti-éclaboussures, mieux vaut éviter le plastique à cause de la condensation qui retourne aux aliments avec des phtalates et du bisphénol A notamment. Les quantités dans les contenants plastiques pour micro-ondes seraient infimes mais en vertu du principe de précaution...
- La température étant irrégulière sur le plateau, des germes peuvent survivre : par exemple des salmonelles dans des œufs pochés au micro-ondes ou des *Escherichia coli* dans du poulet. Autant que possible, faites cuire vos aliments sur le bord du plateau où les ondes circulent davantage et non au centre où les aliments tournent sur eux-mêmes.
- À l'arrêt du four, les micro-ondes disparaissent instantanément (en un millionième de seconde). Toutefois, attendez une vingtaine de secondes avant de manger, car les molécules d'eau à l'intérieur des aliments continuent d'être agitées. Attention surtout au biberon de bébé qui peut être brûlant à l'intérieur alors que le verre est froid à l'extérieur.

À la poêle

- Pour vos fritures, choisissez une huile végétale capable de supporter les hautes températures avec la mention « huile végétale pour friture et assaisonnement ». Les vitamines seront perdues, mais vous éviterez les résidus toxiques générés par une huile non adaptée. Filtrez les déchets brûlés après chaque utilisation. N'utilisez pas une huile de friture plus de cinq fois (elle se charge de toxines).
- Gare aux résidus de poêle repris avec de la crème pour faire une sauce (le délice des champignons à la crème ou des magrets déglacés au vinaigre balsamique), savoureuse certes, mais pas inoffensive. On y retrouve des quantités de benzopyrènes dix à cents fois supérieures à celles de la cuisson au barbecue[15].

Au barbecue

- Préférez les barbecues électriques aux normes CE et avec un système vertical.
- Pour le barbecue au charbon, choisissez un combustible de bonne qualité (taux de carbone pur supérieur à 70 %), surélevez la grille au maximum et déposez sur les braises une lèchefrite remplie d'eau pour recueillir la graisse.
- Évitez le contact direct avec la flamme et ne mangez pas les parties noircies.
- Le benzopyrène se forme lorsque le gras de cuisson tombe sur les braises pour ensuite remonter sous forme de fumée. Les flammes et la fumée enveloppent l'aliment et déposent le toxique à sa surface. Plus l'aliment est gras, plus la formation de benzopyrène est élevée.
- Usez et abusez des marinades, de préférence sans matières grasses, à base d'herbes de Provence, de thym, laurier, romarin, ciboulette, herbes fraîches : elles sont bourrées d'antioxydants, véritables antidotes contre les radicaux libres générés lors de la cuisson. Selon les études, elles réduiraient de 90 % la formation d'hydrocarbures aromatiques (dont le benzopyrène), substances chimiques toxiques qui se lient à l'ADN de nos cellules.
- Préférez les cuissons moins longues et moins fortes, les viandes à point plutôt que trop cuites : les hydrocarbures diminueront des deux tiers.
- Accompagnez vos grillades de légumes riches en fibres : les aliments séjourneront ainsi moins longtemps dans l'estomac. Plusieurs travaux suggèrent que le risque cancérogène diminue avec l'élimination rapide des toxiques.
- Préférez les petites portions (les brochettes sont parfaites) : les aliments cuisent plus vite et sont moins exposés.

À la casserole

Plus un plat est mijoté, réchauffé ou maintenu au chaud, moins il est vitaminé. Ce qui range, hélas, les pot-au-feu, bourguignons et autres délicieuses petites daubes à la dernière place côté vitamines. Mais une fois de temps en temps, ça ne fait pas de mal.

Le plein d'épices et d'aromates

On a tendance à sous-estimer les épices et herbes aromatiques, car elles sont apportées en petites quantités dans les plats. Pourtant, elles sont une source considérable de bienfaits pour l'organisme grâce à leur richesse en antioxydants, leurs propriétés anti-inflammatoires et anticancers. Une simple marinade aux herbes peut désamorcer la bombe d'un barbecue cancérogène !

QUE DU BONHEUR

Les épices sont utilisées depuis la nuit des temps. Pour leur saveur, certes, mais aussi pour leur pouvoir conservateur et désinfectant (antibactérien, fongicide, insecticide), notamment dans les pays chauds. Nul besoin d'avoir les papilles enflammées : l'origan, le thym, la coriandre ou le romarin ont un pouvoir antimicrobien équivalent à celui du poivre ou du chili.

Ajouter quelques herbes et épices dans une salade verte lui confère un pouvoir antioxydant global bien supérieur à la somme du pouvoir antioxydant de chacun des ingrédients et permet ainsi de majorer son « capital préventif », exactement comme avec les fruits et légumes. Chaque type d'épices ou d'herbes est plus ou moins actif sur un type de pathologie. C'est la variété et la régularité des apports qui permet de combiner les actions et de réduire le risque global de maladies chroniques.

Autre avantage : les épices et les aromates ne sont ni gras, ni sucrés, ni salés, et ils ne fournissent aucune calorie. Grâce à leur saveur, ils permettent de

Ils vous veulent du bien

- **Le top 5 des épices anti-inflammatoires et anticancers** : curcuma, gingembre, piment de Cayenne, poivre et cannelle.
- **Le top 3 des herbes anticancers** : romarin, origan et persil.

limiter le sel (voir p. 70) et les graisses (voir p. 73) dans nos petits plats, ce qui est bénéfique pour la santé. Des épices comme le poivre, l'anis étoilé ou la cardamome ont une spécificité supplémentaire : elles améliorent la digestion en stimulant les sécrétions digestives et la motricité intestinale. Enfin, comme les épices stimulent l'appétit, elles sont parfaites pour les personnes âgées que les petits plats tentent moins au fil du temps…

ATTENTION, ÇA CHAUFFE

Beaucoup de gens sont persuadés que les aliments très épicés comme le piment sont des facteurs aggravants voire responsables de brûlures d'estomac, d'ulcère et autres inconforts gastriques. En réalité, tout vient de la capsaïcine, qui stimule les terminaisons nerveuses de l'estomac. Rien ne prouve cependant qu'elle entraîne une abrasion de la muqueuse. Comme le souligne le Dr Édouard Pélissier[16], « le poivre ou le piment, puissamment anti-inflammatoires, ont même calmé le syndrome de l'intestin irritable ; d'ailleurs dans les pays asiatiques où la consommation de piment est importante, les symptômes digestifs fonctionnels sont moins fréquents ».

Observez les épices qui vous conviennent le mieux (les réactions diffèrent selon les personnes). Et si vous ne supportez vraiment pas les plus puissantes (piments, entre autres), optez pour les herbes aromatiques ou des variétés plus douces, comme le curcuma.

Concrètement…

- Usez et abusez des herbes et des épices, pour le goût, la saveur, la couleur et l'odeur. Testez, goûtez, ajoutez, mélangez, savourez, sentez, respirez… !
- Les herbes déshydratées ou surgelées sont moins savoureuses que les herbes fraîches, mais conservent leurs propriétés bénéfiques.
- Diversifiez vos apports en antioxydants grâce aux herbes ou épices différentes. Ils vous permettent par ailleurs de recycler des restes en leur offrant en quelque sorte une nouvelle jeunesse grâce à un supplément de saveurs.

- Pour augmenter le pouvoir du curcuma et sa biodisponibilité, associez-le avec des épices comme le gingembre et le cumin ou mélangez-le avec du poivre pour parfumer une huile d'assaisonnement.
- Lentilles, fèves ou pois chiches seront plus gourmands avec du cumin et du piment d'Espelette. Ainsi pourrez-vous parvenir à la synergie optimale légumes + féculents ou légumineuses à chaque repas (haricots secs, lentilles, pois chiches, maïs).

Du café, du thé et du chocolat

On a depuis longtemps pardonné au thé d'être un excitant en regard de ses vertus anticancers notoires. On a aussi pardonné au chocolat de faire grossir pour ses vertus antistress et sa qualité gustative hors pair. Le café, lui, a mis plus de temps à bénéficier d'une amnistie. Grâce aux polyphénols et à la caféine notamment, les vertus préventives et curatives de ces trois monstres sacrés ont pu être démontrées.

LE CAFÉ, STIMULANT MAIS PAS SEULEMENT

Il y a vingt ans, on se contentait d'étudier la caféine du café. Aujourd'hui, on se penche sur ses nombreux autres constituants, au rang desquels plusieurs familles de polyphénols (des antioxydants) dont on a démontré qu'ils jouaient un rôle majeur dans la prévention des maladies chroniques (diabète, cancers, maladies cardiovasculaires, maladies neurologiques…).

Les effets potentiellement nocifs de la caféine sont ainsi contrebalancés par les effets positifs de ses autres composants. Comme toujours, les susceptibilités individuelles doivent être respectées et les excès évités.

Le café favorise la digestion en stimulant la sécrétion des sucs gastriques, biliaires et pancréatiques. Ce qui explique la tradition du « petit noir » après le déjeuner, voire le dîner.

Le café prévient la cirrhose du foie et le cancer hépatique grâce à ses antioxydants. Il a également un effet protecteur sur le cancer du côlon.

Une analyse publiée en 2014, qui s'appuie sur plusieurs études cumulées représentant 1,3 million de personnes, montre aussi que non seulement le café n'est pas nocif en cas d'infarctus, d'insuffisance cardiaque ou d'AVC, mais que grâce à ses antioxydants, il réduit le risque de 10 à 15 % pour 3-5 tasses quotidiennes, ce qui n'est quand même pas négligeable. Mieux encore : les buveurs réguliers de café ont une diminution significative du risque de diabète de type 2 ou de prédiabète (ces maladies sont réduites de

> **Les meilleures sources de polyphénols**
>
> Bien avant les fruits et légumes (6,7 %), bien avant le vin rouge (7,2 %), le café est la première source de polyphénols de notre alimentation (36,9 %) suivi de près par le thé (33,6 %), puis par le chocolat (10,4 %). Or les polyphénols contribuent à près de 50 % des apports totaux en antioxydants[17].

20 % avec 3 tasses par jour – par rapport à 0 à 2 tasses – et réduit d'au moins 60 % avec plus de 6 tasses par jour).

Le constituant du café qui agit le plus sur le fonctionnement du cerveau est la caféine. On sait que la caféine est un facteur préventif et protecteur de la maladie de Parkinson, avec une diminution du risque de 25 % environ (sachant que plus on consomme de café plus le risque diminue). Il y aurait également un effet retardateur de la maladie d'Alzheimer – mais cette hypothèse reste à confirmer.

La caféine rend certains euphoriques, vigilants et concentrés, tandis que d'autres seront saisis de crises d'angoisse et de tremblements. Certaines personnes éliminent plus vite la caféine dans les urines et peuvent prendre sans insomnie un café en fin d'après-midi, voire en fin de soirée, quand d'autres, qui métabolisent lentement la caféine doivent cesser après le déjeuner, parfois même avant. Une telle différence est due à la susceptibilité des récepteurs de l'adénosine à la caféine et à la consommation d'alcool, qui retarde son élimination.

Que dire alors du risque de caféinisme ? Il faut des quantités importantes quotidiennes (plus de 6 à 8 tasses par jour) pour que des troubles apparaissent (palpitations, tremblements, irritabilité, troubles du sommeil…). Selon la sensibilité génétique de chacun.

Concrètement…

- Soyez modéré en toutes choses sans oublier que la caféine se trouve aussi dans le thé, le chocolat, le cola ou des boissons énergisantes comme le Red Bull. Elle doit être évitée lors de la prise de certains antibiotiques ou d'antiasthmatiques qui ralentissent son élimination par l'organisme.

- Les personnes qui souffrent d'aigreurs ou de gêne digestive après avoir bu du café se limiteront à 1 à 2 tasses par jour maximum (à supprimer complètement en cas d'ulcère à l'estomac).
- Pendant la grossesse, ne dépassez pas 2 à 3 tasses de café par jour (et pas plus de 200 à 300 mg de caféine, toutes sources confondues : cola, thé...)
- La dose de caféine dépend des modes de préparation : les valeurs moyennes sont de 68 mg pour le café filtre dans une tasse de 100 ml, 40 mg pour une tasse de 30 ml d'expresso, 52 mg pour un café instantané (en poudre) et 2 mg pour un déca. Le robusta contient deux fois plus de caféine que l'arabica et davantage de polyphénols (20 à 50 % de plus). Plus le café est torréfié (foncé), moins il reste de polyphénols. Le filtre papier n'absorbe ni la caféine ni les polyphénols, mais il retient des lipides susceptibles d'augmenter le taux de cholestérol.
- Café bouillu, café foutu ? C'est sûrement mauvais au goût, mais pour la santé on n'en sait rien.
- Le café instantané contient la même quantité de caféine et de polyphénols que les autres cafés. La lyophillisation est strictement encadrée et sans danger.
- Le café décaféiné (expresso, filtre, instantané) contient des quantités négligeables de caféine, mais autant d'antioxydants que le café normal.
- Le café allongé de la machine extrait un peu plus de caféine que le café allongé à l'eau, qui est simplement plus dilué.

LE THÉ, UN MÉDICAMENT EXQUIS

Consommé partout dans le monde, le thé possède des effets préventifs antiparasitaire et anti-infectieux bien connus des populations d'Afrique noire. Ses propriétés médicinales sont liées à la présence de caféine ou théine (c'est la même molécule), mais le thé en contient deux fois moins que le café, à quantité égale. Il renferme aussi des polyphénols (différents de ceux du café) et des flavonoïdes, qui sont les tannins spécifiques du thé. La consommation d'une tasse de thé est suivie, 2 à 3 heures plus tard, d'une hausse significative du pouvoir antioxydant du sang.

Le thé contient également des minéraux (4 à 7 %), entre autres du magnésium (bon pour les muscles et le fonctionnement nerveux), du potassium (utile au métabolisme cellulaire et nerveux) et du fluor (impliqué dans la prévention

des caries notamment). Moins stimulant que le café, il est diffusé de façon plus douce et progressive. L'effet maximum sur la vigilance et les facultés cognitives est ressenti 10 à 20 minutes après l'avoir avalé.
Ses propriétés diffèrent selon qu'il est fermenté (thé noir, dont le darjeeling), séché après un court passage à la vapeur (thé vert) ou « semi-fermentés » (thé oolong). Le thé vert a plutôt des vertus anticancéreuses et antidiabète, le noir plutôt des propriétés anti-infarctus. Seul bémol : le thé gêne l'absorption du fer contenu dans les aliments, mais une tranche de citron dans sa tasse corrige cet inconvénient.

Concrètement...

- Buvez du thé fraîchement infusé et plutôt sans lait. Les protéines du lait interagissent avec les antioxydants, limitant leur absorption au niveau de l'intestin.
- Les thés verts japonais contiennent beaucoup plus d'antioxydants que les thés chinois.
- L'essentiel de la théine (ou caféine) est libéré dans les premières secondes, alors que les tannins diffusent au bout de quelques minutes seulement. Plus le thé est infusé (8 à 10 minutes idéalement), mieux il permet l'extraction de ses composés bénéfiques.
- Pour « déthéiner » votre boisson sans perdre ses vertus antioxydantes, il vous suffit de verser de l'eau frémissante sur le thé, puis de jeter la première infusion au bout de quelques secondes. La seconde eau versée sur le thé permettra de recueillir les bienfaits des tannins.
- Pour bénéficier au maximum des bienfaits du thé, pensez aussi à l'utiliser en cuisine. Parfumez vos salades de fruits et autres desserts (flans, crèmes pâtissières, cakes, etc.) de vos fonds de théière refroidis (thé vert parfumé à l'orange ou aux agrumes, pour un effet « fleur d'oranger »). Vous pouvez aussi remplacer les lardons fumés d'un bœuf bourguignon par du thé fumé au goût russe : il aura la saveur fumée, sans les graisses saturées. Et pour vos salades, remplacez la moitié de l'huile par du thé vert parfumé.

Bon pour la tension

Une expérience[19] a été menée sur des personnes hypertendues (tension légère à modérée). La moitié d'entre elles consommait quotidiennement deux carrés de chocolat noir (6,3 g, 30 mg de polyphénols, 30 calories), l'autre du chocolat blanc en quantité équivalente. Deux carrés de chocolat noir seulement font perdre 0,3 point de pression artérielle systolique (chiffre du haut) et de 1,9 mmHg de pression diastolique (chiffre du bas), le tout, sans augmentation du poids ni modification des lipides sanguins ou de la glycémie.

LE CHOCOLAT, DÉLICE DES NEURONES

Le cacao renferme plus de 800 molécules différentes, dont de nombreuses « substances d'éveil ». La théobromine du cacao améliore les performances musculaires, la caféine a une action stimulante et le tryptophane (précurseur de la sérotonine) est un antidépresseur naturel. L'anandamide, une molécule qui se fixe sur les mêmes récepteurs que le cannabis, expliquerait l'euphorie douce que provoque la consommation de chocolat et son effet légèrement addictif.

Le chocolat renferme également du phosphore, mais aussi, et surtout, du magnésium, un excellent équilibrant du système nerveux. Les polyphénols qu'il contient protègent en outre le système cardiovasculaire et diminuent le « mauvais cholestérol ». L'Autorité européenne de sécurité des aliments (EFSA) a reconnu, en juillet 2012, que la consommation quotidienne de 2,5 g de poudre de cacao ou 10 g de chocolat noir à forte teneur en cacao serait bénéfique à l'élasticité des vaisseaux sanguins, contribuant ainsi à une bonne circulation sanguine.

Le chocolat est l'une des meilleures sources en flavonoïdes. Ainsi, une tasse (ou quelques morceaux) génère une activité antioxydante cinq fois plus élevée qu'une tasse de thé noir, deux à trois fois plus élevée qu'une tasse de thé vert et deux fois plus élevée qu'un verre de vin rouge[18]. Seul bémol : 100 g de chocolat noir fournissent 500 calories (et 50 de plus pour le chocolat au lait). Riche en lipides et en sucre, il doit donc être consommé avec modération.

Concrètement...

- Évitez les chocolats qui contiennent de l'huile de palme.
- Préférez le chocolat noir à 70 % minimum de pâte de cacao : il contient dix fois plus de théobromine que le chocolat au lait. Par ailleurs, les protéines du lait interagissent directement avec les antioxydants et limitent leur absorption au niveau de l'intestin, comme pour le thé au lait.
- Le chocolat blanc contient des quantités infimes de cacao (donc d'antioxydants), et il est très riche en graisses et en sucre. Il est donc sans intérêt... pour la santé.

Le grand succès des régimes « sans »

Les régimes restrictifs font de plus en plus d'adeptes, ils permettent à chacun de personnaliser son alimentation en vertu de principes que l'on pense meilleurs pour soi, d'en sélectionner les composés, et donc d'avoir effectivement un certain contrôle sur son destin. Mais peut-on « s'autoprescrire » une alimentation particulière sans avis médical ? Et peut-on suivre longtemps celle-ci sans danger ?

LE RÉGIME SANS GLUTEN

Le but est de supprimer les ballonnements, douleurs abdominales et troubles du transit qui se manifestent après l'absorption des aliments contenant du gluten. Leur exclusion est suivie en quelques jours d'une disparition des troubles. Il y a trois états à considérer :

- **l'intolérance au gluten**, ou maladie cœliaque : elle concerne 1 % de la population ; aux troubles évoqués précédemment s'ajoute une altération de la muqueuse de l'intestin grêle, qui entraîne une mauvaise absorption des nutriments, en particulier du fer, du calcium et de la vitamine B9 ;
- **l'allergie au gluten** ; elle est exceptionnelle et confirmée par des tests d'allergie classiques ;

L'équilibre dans l'assiette

Un repère simple pour équilibrer vos menus et varier vos repas : la moitié en légumes (et/ou algues, mais pas systématiquement pour éviter un excès d'iode), un quart en féculents et un quart pour les protéines (viande, poisson, soja, tofu, œufs ou Quorn, un substitut de viande à base de mycoprotéines).

- **la sensibilité au gluten** : elle touche 10 à 20 % de la population. Quand on est « seulement » hypersensible au gluten (et non intolérant), on peut s'autoriser des écarts alimentaires sans trop de bobos. Mais attention à ne pas se tromper d'ennemi : des études récentes suggèrent que 95 % des hypersensibilités au gluten seraient une pathologie de côlon irritable ou auraient pour origine certains sucres fermentescibles des céréales et végétaux (et non le gluten). Voilà pourquoi l'exclusion des aliments qui en contiennent entraînerait une amélioration. Le conseil en ce cas : observer précisément ce qui entraîne des troubles et adapter sa source en légumes et légumineuses en fonction de ses réactions.

Concrètement...

- Si le gluten est bien la cause des troubles (intolérance), les aliments à exclure sont toutes les variétés de céréales contenant du blé (y compris épeautre et kamut), du seigle, de l'orge... Les aliments autorisés sont les produits naturellement sans gluten : maïs, riz, millet, légumes secs, sarrasin, produits diététiques identifiés par l'inscription « sans gluten » ou le symbole de l'épi barré. Un suivi diététique est indispensable. Pensez aussi à vous inscrire sur le site de l'AFDIAG (Association française des intolérants au gluten) : www.afdiag.fr
- En cas d'hypersensibilité, les petits « écarts » restent possibles, car ils ne provoquent qu'un inconfort provisoire. Remplacez les aliments écartés par du riz, du maïs, du tapioca, du quinoa, des légumes secs (lentilles, pois, haricots secs), en fonction de votre sensibilité.

LE RÉGIME SANS LAIT

Dans la plupart des espèces, le lait est abandonné après le sevrage comme source alimentaire. L'homme continue cette alimentation avec la crème, le beurre ou le fromage, qui concentrent une proportion substantielle de mauvaises graisses (les acides gras saturés – voir p. 73).

L'intolérance au lactose : il s'agit de troubles gastro-intestinaux, diarrhée, vertiges, difficultés de concentration, fatigue, douleurs musculaires ou articulaires, provoqués par le sucre spécifique du lait... En cause : la diminution, avec l'âge, de la lactase, l'enzyme intestinale qui permet de digérer le sucre du lait. Comme pour la sensibilité au gluten, c'est la suppression du lactose qui fait la preuve. Elle améliore la situation… ou pas. En France, 4 millions de personnes présenteraient des troubles lorsqu'ils consomment plus de 12 g de lactose par jour (soit l'équivalent d'un verre de lait). C'est là que ça se complique, car l'intolérance est très variable selon les individus et leurs caractéristiques génétiques : certains supportent un peu de laitages, d'autres même pas le lait contenu dans un carré de chocolat (mais c'est très rare).

Les allergies aux protéines du lait (vache, mais aussi brebis, chèvre, etc.) sont beaucoup plus exceptionnelles : elles concernent 2 % à 5 % des enfants de moins de 2 ans et 80 % de ces allergies disparaissent à l'âge adulte. Elles se manifestent par de l'urticaire, des vomissements, des crises d'asthme, mais aussi des rhinites allergiques et des sinusites. Seul remède : la suppression de tout aliment lacté et l'utilisation de laits de vache hydrolysés. Les autres laits et laitages (chèvre, brebis…) sont tout aussi allergisants.

Concrètement…

- Assurez-vous d'abord que vous êtes bien intolérant. Essayez de supprimer les laitages pendant un mois et observez ce qui se passe. L'intolérance peut s'atténuer ou disparaître en deux ou trois semaines. En l'absence d'intolérance sévère, tentez de réintroduire progressivement les aliments supprimés ; si les symptômes réapparaissent, essayez de trouver la plus petite dose possible sans effet. Si le doute persiste, votre médecin pourra vous prescrire le test de l'hydrogène expiré (ou *breath test*) pour en avoir le cœur net. Celui-ci est effectué dans les services spécialisés de gastro-entérologie.

- Si vous êtes intolérant au lactose, vous pouvez consommer sans risque des yaourts (leurs bactéries aident à digérer le lactose), des fromages à pâte dure, cuite, molle ou fondue, qui ne contiennent pratiquement pas de lactose. Vous devez en revanche supprimer tous les fromages blancs et autres petits-suisses, ainsi que le lait, sauf si vous optez pour un produit très pauvre en lactose (en grandes surfaces).

- Si vous éliminez tous les laitages, buvez des eaux riches en calcium (Hépar, Contrex, Courmayeur, Talians, Vittel) et complétez avec des fruits oléagineux, en particulier amandes (250 mg de calcium/100 g), noisettes (188 mg/100 g) et noix du Brésil (178 mg/100 g). Mais gare aux calories (600 kcal/100 g). Le lait de soja riche en protéines et enrichi en calcium est parfait (sans compter qu'il prévient l'ostéoporose). Les conserves de sardines sont de très bonnes sources de calcium grâce à leurs arêtes (environ 380 mg pour 100 g) et d'oméga 3, un avantage quand on sait que les produits laitiers entiers couvrent environ 25 % de ces apports.

- En cas d'allergie aux protéines de lait, éliminez sans état d'âme fromages, fromage blanc, yaourt, petit-suisse, lait fermenté, crème dessert, mais aussi la béchamel, parfois le beurre et la crème, voire les quiches ou les clafoutis. Les autres laits (chèvre, ânesse, jument) sont aussi à exclure.

LE RÉGIME VÉGÉTARIEN

Ce régime implique d'exclure tous les aliments de provenance animale : viande, poisson, œufs et produits laitiers. Mais il y a des variantes : les pesco-végétariens mangent du poisson, des fruits de mer, des œufs et des produits laitiers ; les ovo-végétariens consomment des œufs mais excluent les produits laitiers ; les vegan (ou végétaliens), qui refusent toute exploitation animale, suivent à la fois des règles alimentaires (refus de manger tout ce qui est issu des animaux, y compris le miel) et des règles générales : par exemple, ni cuir, ni laine…

Le seul risque notable de ces régimes est la carence en vitamine B12, qui n'est fournie que par les produits animaux et certaines algues. Cette carence est responsable de l'anémie de Biermer.

Les carences sont beaucoup plus nombreuses pour les régimes les plus stricts (granivores : 100 % céréales ; frugivores : 100 % fruits ; crudivores : 100 % crudités). Il est alors primordial de se rapprocher d'un spécialiste pour faire un bilan et prendre des suppléments adaptés.

Concrètement…

Pour diversifier votre alimentation, mangez des céréales à un repas et des légumineuses au repas suivant (vous pouvez très bien les associer dans un même plat, comme dans le couscous, avec le mariage pois chiches-semoule, ou dans le *dhal* indien, avec la combinaison lentilles et riz). Ajoutez systématiquement un produit laitier pour compléter l'apport (voir « L'équilibre dans l'assiette », p. 94).

LE RÉGIME MACROBIOTIQUE

Le régime strictement macrobiotique est à la fois un « art de vivre » et une philosophie de la longévité se basant sur des aliments sains, l'idée de manger sans excès (mâcher longuement, s'arrêter avant la satiété et éviter de se resservir), la limitation des sucres et des toxiques. Elle associe des céréales complètes, des fruits secs, des fruits et légumes frais (de saison uniquement) et des algues, le tout bio, évidemment. L'eau est souvent remplacée par du thé ; lait, laitages, café et alcool sont proscrits. Aucun additif, arôme ni conservateur non plus. La consommation d'aliments yin (féminin, obscurité, souplesse, douceur, froid, fragilité, acidité) doit équilibrer la consommation d'aliments yang (virilité, résistance, chaleur, élasticité, compréhension, lumière, alcalinité). Le riz ou le blé complet sont considérés comme des aliments parfaits (yin=yang). Ce régime comporte sept degrés, allant d'un mélange de céréales, légumes, potages et produits animaux (niveau 1) à 100 % de céréales et de coques (niveau 7).

Selon le niveau du régime, on peut être déficient en énergie globale, vitamines, protéines, graisses, sels minéraux (fer et calcium notamment) et oligoéléments (zinc, cuivre, sélénium). Plus on se rapproche du niveau 7, plus les cures doivent être courtes (quelques jours), éventuellement suivies d'un bilan médical pour rééquilibrer les déficiences. Le plus souvent toutefois, le régime macrobiotique se rapproche d'un régime relativement équilibré, végétarien par exemple.

Concrètement...

- Variez au maximum les fruits et légumes de saison, ainsi que les céréales pour limiter les déficiences.
- Ne suivez pas à la lettre le précepte qui recommande de limiter la consommation d'eau : cela peut aboutir à une déshydratation, un mauvais fonctionnement cardiaque et rénal. Et gare au thé à volonté, qui accentue la déficience en fer fréquente chez les adeptes de ce régime.
- L'assiette recommandée aux débutants est la suivante : céréales 40 % ; légumineuses 10 % ; légumes 25 % ; algues 5 % ; protéines 10 % ; potages et bouillons 10 %.

CHAPITRE 4

Harmoniser son poids

Véritable obsession de notre société érigée par les médecins comme LE facteur de risque majeur de nombreuses maladies, le poids – et surtout le surpoids – est un sujet de préoccupation constant.

On sait que le poids résulte du bilan entre les entrées (l'alimentation) et les sorties (l'exercice physique). Mais ce n'est pas si simple. De nombreux mécanismes entrent en compte, qui ont des rapports avec la génétique, les hormones, le psychisme, les bactéries qui vivent dans nos intestins, les transactions métaboliques entre nos organes… et tout ce qu'il nous reste sans doute encore à découvrir sur le poids, cette entité finalement mystérieuse.

Il est clair, en revanche, que le poids constitue un véritable baromètre prédictif du risque de tomber malade. Il est le témoin de l'équilibre de notre corps, du rapport entre nos organes et de l'harmonie de nos fonctions.

Le sous-poids est souvent négligé, quand il n'est pas valorisé en raison d'un goût esthétique pour la minceur. C'est pourtant un problème crucial, auquel il est difficile de remédier.

L'harmonisation du poids répond à des normes (indice de masse corporelle) qui gouvernent des raisonnements médicaux, mais elle est aussi le reflet des ressentis individuels (le poids de forme), du regard de la société (les photos des magazines) et de l'image de soi (photos publiées sur Facebook ou Instagram).

Au-delà des valeurs esthétiques ou médicales, le poids idéal ne se décrète pas. Comme le dit le Pr Jean-Michel Lecerf, nutritionniste à l'institut Pasteur de Lille, il est « un compromis entre ce qu'on peut faire, ce qu'on doit faire et ce qu'on veut faire ».

Maigrir : ni trop ni trop vite

Constat ô combien essentiel : à maigrir trop et trop vite, on risque de reprendre encore plus de poids par la suite (effet yo-yo) et de perturber sérieusement son métabolisme (relargage massif des toxines dans l'organisme, fonte des muscles dont le cœur, fragilisation des os, etc.).

POURQUOI GROSSIT-ON ?

C'est mathématique ! On grossit lorsque les apports en énergie fournis par l'alimentation sont supérieurs aux dépenses. Ces dernières dépendent essentiellement de trois facteurs : le métabolisme de base (dépenses obligatoires en énergie pour respirer, digérer, fonctionner) ; la thermogenèse (l'énergie dépensée pour maintenir le corps à 37 °C) et les dépenses liées à l'activité physique (sport plus activité quotidienne).
Le métabolisme représente environ 70 % des dépenses totales, la thermogenèse 10 % et l'activité physique 20 %. Garder ces données en tête permet de comprendre où se situent les enjeux quand on veut maigrir.

LE « BON » POIDS

Est-ce celui dans lequel on est en forme ? Celui qui nous permet de remettre la robe ou le jean que l'on aimait tant il y a… dix ans, vingt ans ? Celui préconisé par la Faculté et « encadré » par l'indice de masse corporelle (IMC) ? Celui qui permet de réduire son risque métabolique ?
C'est surtout sur ce dernier critère que les efforts à accomplir semblent le moins insurmontables. 5 % en moins sur la balance (soit 3,5 kg pour une femme de 70 kg et 7 kg pour un homme de 140 kg) suffisent à réduire notablement le risque métabolique (action sur le cholestérol, les trigly-

cérides, la tension, etc.). Certains facteurs comme la tension artérielle sont même améliorés dès 2 % de perte du poids initial.

LES RISQUES SANTÉ DES « RÉGIMES MIRACLES »

Ils vous promettent monts et merveilles, comme de perdre 10 kg en un mois. Chacun a son mantra : tout protéines, tout légumes/et ou fruits, sans gras, sans sucre, des portions de moineau, etc. Ils tiennent quelque temps leur promesse, puisque les kilos fondent… mais reviennent très vite. Avec d'autres indésirables dont notre santé se passerait très bien. Petit tour d'horizon des risques induits par ces régimes express.

- **Une recrudescence de la fatigue.** Moins d'aliments signifie moins d'énergie, mais aussi moins de fer, d'où une anémie épuisante. Il faut aussi compter avec les polluants organiques persistants, ou POP (métaux lourds, pesticides, additifs alimentaires et autres résidus de médicaments), stockés dans les graisses pendant des années. Une perte de poids rapide augmente leur libération dans l'organisme, qui se fatigue alors à essayer de les éliminer rapidement.

L'IMC et ses limites

Poids (en kg) divisé par la taille (en mètre) élevée au carré. Par exemple :
80 kg ÷ (1,60 m x 1,60 m) = 31,25.

- Pour un IMC entre 25 et 30, on parle de surpoids.
- De 30 à 35, on parle d'obésité de grade 1.
- De 35 à 40, on parle d'obésité de grade 2.
- Au-delà de 40, on parle d'obésité de grade 3.

Plus l'obésité est importante, plus les pathologies surviennent, avec un risque de mortalité prématurée. Mais plus que le poids, c'est la localisation des graisses qui importe, ainsi que l'ossature. Une personne bien « costaude » accuse un poids plus élevé qu'une personne frêle, pourtant son risque n'est pas supérieur. Le poids sur la balance n'est donc qu'un point de repère, à compléter par d'autres informations.

Pourquoi les hommes maigrissent plus vite que les femmes

Ce n'est pas un mythe. Les hommes ont bien plus de facilité que les femmes à éliminer leurs kilos superflus. Il y a à cela quatre raisons majeures.

- Primo, les hommes sont des hommes ! Ils ont des muscles (donc de la masse maigre) et ils fabriquent de la testostérone, principale hormone masculine qui intervient dans leur développement musculaire. Or les cellules musculaires consomment plus d'énergie que les cellules graisseuses. Les hommes ont donc besoin de plus d'apports alimentaires que les femmes pour maintenir un poids stable. Quand ils mangent moins pour maigrir, leurs muscles consomment toujours autant de carburant pour leur métabolisme de base. Ils vont donc puiser dans leurs réserves de graisse.
- Secundo, chez les hommes, le surpoids se fixe surtout au niveau de l'abdomen. Or la graisse du ventre est plus facile à déloger. Un régime réduit en sucres pour eux, effet garanti !
- Tertio, les hommes se mettent au régime plus tard, vers la quarantaine, lorsqu'ils ont déjà un peu de ventre. Les femmes, souvent obsédées par leur poids depuis l'adolescence, multiplient les régimes avec un effet yo-yo, ce qui rend plus difficile une perte de poids durable.
- Quarto, les hommes ont un cerveau d'homme. Sans tomber dans la caricature, leurs problèmes de poids sont plutôt liés à leur mode de vie et à leur profil métabolique, avec peu de crises de compensation, alors que ceux des femmes sont plutôt liés à leurs émotions et à leur comportement.

- **Une menace pour les os.** Les régimes hyperprotéinés (type Dukan) entraînent une alimentation très acidifiante. Du coup, l'organisme se rééquilibre en puisant le calcium, le magnésium, le potassium dans les os qui stockent l'ensemble de ces minéraux. D'où le risque de déminéralisation.

- **Un excès de travail pour le foie, le cœur, le cerveau, le pancréas.** En cas de régime sévère, les acides gras libérés par les cellules de graisse (les adipocytes) vont être redistribués dans le sang, puis retraités au niveau du foie chargé de les métaboliser. Comme ils sont en excès, ils vont stationner sur place, avec un risque de stéatose hépatique (« foie gras » surchargé en graisses mal métabolisées) et se lancer à l'assaut de tout l'organisme, entraînant une intoxication supplémentaire au niveau du pancréas, du cerveau, des vaisseaux sanguins. Cette « lipotoxicité » est à craindre chez les personnes dont l'essentiel des graisses se situe au niveau du ventre (voir p. 106).

- **La fonte du muscle cardiaque.** Le risque est plus élevé chez les insuffisants cardiaques. La perte de poids doit donc obligatoirement être accompagnée d'une activité physique compensatoire.
- **Un risque accru de dépression.** Selon certaines études, une perte de plus de 5 % de son poids entraîne un risque plus élevé de développer une humeur dépressive. En réalité, les personnes déficitaires en sérotonine (hormone antidépressive) sont les plus vulnérables. Les signes sont rapides à apparaître : irritabilité, impatience, les larmes qui montent facilement aux yeux, l'attrait pour les sucreries en fin de journée.
- **Un déficit en magnésium.** Le magnésium et le fer sont nécessaires à la synthèse de sérotonine au niveau cérébral et intestinal. Le déficit en magnésium se repère par des signes simples (crampes, paupières qui sautent, palpitations), le fer s'évalue avec une prise de sang. La sérotonine baisse en fin d'après-midi, voilà pourquoi les personnes qui en manquent sont plus exposées aux craquages sucrés en fin de journée (17 h-18 h).

L'effet yo-yo décodé

Notre hypothalamus est une sorte de pondérostat qui mémorise notre poids maximum (atteint au moins quelques mois), qu'il considère être le poids normal. En cas de perte de poids rapide, il va tout faire pour rétablir ce qu'il considère être la normalité. Par ailleurs, une perte de poids importante et rapide modifie la perception que l'on a de son corps ; le cerveau incite alors à regrossir pour retrouver l'enveloppe et le poids initial. Comme c'est l'hypothalamus qui gère l'appétit, il va mettre en place des stratégies pour faire récupérer le poids maximal. Et pour ne pas être pris au dépourvu lors de la prochaine disette, il met la barre un peu au-dessus : c'est l'effet yo-yo, avec une reprise de poids plus importante que les kilos perdus. Pour piéger l'hypothalamus, il vaut mieux maigrir en douceur.

- **Le risque du yo-yo.** Même si on est satisfait de retrouver ses formes et sa forme, le cerveau enregistre une frustration, qui entraîne mécaniquement la compensation psychologique et métabolique.
- **Une accentuation du vieillissement.** Peau, cheveux, ongles perdent leur vitalité à cause du déficit en vitamines, minéraux et acides gras (en particulier les oméga 3). En outre, avec un régime express, la peau n'a pas le temps d'épouser le nouveau contour du corps.

Pour toutes ces raisons, il vaut infiniment mieux maigrir en douceur avec l'aide d'un professionnel de santé (médecin nutritionniste, diététicienne). Le bon rythme semble être d'une perte de 2 kg par mois pour les surpoids et obésités légères (10 à 12 kg à perdre), et de 4 à 6 kg par mois au début pour une obésité plus importante (plusieurs dizaines de kilos à perdre).

Concrètement...

Pas de stabilisation durable de poids si vous ne jouez pas simultanément sur au moins deux registres : l'alimentation équilibrée et l'activité physique suffisante (mais le sommeil et le stress comptent aussi).

- Identifiez vos erreurs. Impossible d'harmoniser votre poids si vous ne comprenez pas pourquoi vous avez grossi. Il est plus avantageux de le faire avec un professionnel. Avant la consultation, pendant une semaine, notez tout ce que vous mangez, à quelle heure, quand vous ressentez la faim, quand vous avez des fringales, liées à quelles émotions, si vous avez dormi suffisamment, etc. La consultation n'en sera que plus fructueuse.
- Ne supprimez rien. L'erreur la plus fréquente est de supprimer d'un bloc tous les aliments qu'on aime particulièrement, parce qu'on les croit responsables du surpoids et des dérapages récurrents. Le problème, c'est qu'on risque un jour ou l'autre d'y être de nouveau confronté et de ne pouvoir maîtriser les quantités. De fait, on craque !
- Remplacez les sucres rapides par des sucres lents (pain, pâtes, riz ou légumes secs midi et soir). Vous verrez, ça marche ! Sans fringales, on maigrit mieux. (Par contre, les hommes auront avantage à réduire leur consommation de glucides et à passer de 50 % des apports quotidiens à 40 %).

- Prévoyez plusieurs plats (entrée, plat et dessert) pour plus de plaisir… mais mangez moins de tout.
- Le message de la satiété parvient au cerveau au bout de 20 minutes en moyenne. Mangez lentement pour ne pas manger trop. Lorsque les arômes s'affadissent, c'est le signe que vous êtes rassasié.
- **Évaluez votre poids acceptable.** Pour citer encore le Pr Jean-Michel Lecerf, **« ce poids correspond souvent à une réduction de 5 à 10 % du poids le plus élevé atteint pendant une durée de quelques mois au moins »**. Il existe dans le cerveau une sorte de balance intérieure, appelée « pondérostat », qui considère votre poids maximum comme le bon poids, et il va le défendre coûte que coûte.
- Pesez-vous au maximum une fois par semaine, et si possible seulement deux fois par mois. Et attendez au moins 3 jours pour vous peser après un repas festif. Ne vous alarmez pas si vous avez repris 300 g ou 2 kg après un bon repas. Ce sont les variations normales de l'organisme (jusqu'à 2 kg de variation, le poids est considéré comme stable).
- Misez sur l'activité physique. Augmentez votre masse musculaire pour brûler davantage de calories à raison de 1 heure de marche soutenue ou d'activité physique tous les jours sans manger davantage. C'est un excellent moyen pour tonifier la silhouette et stabiliser le poids après un régime.
- Pour gommer l'impact des émotions et limiter les pulsions sucrées de fin de journée dues à un manque de sérotonine, supplémentez-vous en magnésium, aux vertus « antistress » reconnues, et en fer si vous en manquez (un simple bilan sanguin vous le dira). Les femmes sont plus carencées que les hommes en ces deux éléments du fait de leurs hormones, de leur alimentation et de leurs règles.
- Des thérapies comme la méditation ou la sophrologie peuvent également être bénéfiques pour réguler le stress et les faims émotionnelles.
- Consommez moins d'alcool et oubliez les sodas.

La graisse du ventre : un vrai risque

Plus que le surpoids et l'obésité, les graisses viscérales sont les vraies fauteuses de troubles. Un individu sédentaire de poids normal, jambes minces, bras minces, fesses plates, mais au ventre rebondi, sera plus à risque qu'un individu considéré comme obèse qui pratique du sport et s'alimente correctement. Conclusion : mieux vaut être gros et actif que mince, sédentaire et avec de la brioche. Pourquoi cela ?

LE PROBLÈME DE LA GRAISSE VISCÉRALE

Le tissu adipeux est composé de cellules qui stockent les graisses – les adipocytes – et d'autres cellules, comme des cellules de l'immunité (macrophages ou lymphocytes, qui sont des globules blancs), lesquelles fabriquent des substances inflammatoires (cytokines et adipokines). Plus on grossit, plus elles en fabriquent. Libérées en excès dans le sang, ces substances sont responsables en partie de maladies (diabète, hypertension artérielle, athérosclérose ou maladies du foie). Autre effet pervers des cytokines inflammatoires : elles empêchent la libération, au niveau du cerveau, de sérotonine, cette hormone calmante qui évite les fringales de fin de journée. Son absence provoque une humeur dépressive. C'est donc un cercle vicieux ! Du fait de leur proximité, les cellules graisseuses du ventre déversent directement leurs acides gras et leurs substances dans le foie, alors que les graisses plus périphériques (cuisses, fesses) constituent une réserve d'énergie avec un effet protecteur. Les sumos ou les rugbymen n'ont aucun risque spécifique associé à leur poids, puisqu'ils sont actifs et engrangent une quantité énorme de muscles, garants du maintien de leur forme et de leur capacité physique.

Pourquoi on prend du ventre à la ménopause

Entre 20 et 50 ans, on perd 1 % de masse musculaire tous les dix ans ; au-delà de 50 ans, c'est 1 % par an. Cela représente 2 à 3 kg de muscles qui disparaissent vers 50-55 ans. Si l'activité physique est insuffisante, ces muscles perdus seront remplacés par de nouveaux tissus graisseux. À cela s'ajoute, pour les femmes, un autre phénomène : l'ovulation cesse, or elle est une grande consommatrice d'énergie (30 à 40 kcal par jour). Multiplié par 360 jours, cela représente 10 800 calories environ, soit 1 kg de masse grasse supplémentaire tous les ans à partir de la ménopause. Heureusement, le phénomène se stabilise assez vite, car un nouvel équilibre s'établit à un niveau de masse grasse plus élevé.
Autre problème : la femme ménopausée continue à fabriquer des hormones mâles par ses glandes surrénales, ce qui entraîne une obésité « androïde » (du ventre). Et comme un malheur n'arrive jamais seul, la disparition des hormones féminines va provoquer l'arrêt du stockage des graisses dans le bas du corps (au niveau des hanches, du haut des cuisses et des fesses), lesquelles graisses vont du coup aller se loger au niveau du ventre et sur les bras.

LE SYNDROME MÉTABOLIQUE

C'est un ensemble de dérèglements dus au stockage des graisses dans l'abdomen (que l'on soit en surpoids ou non !). De mauvaises habitudes alimentaires, un manque d'activité physique et un terrain génétique prédisposant favorisent la survenue du syndrome métabolique.
Les anomalies qui caractérisent le syndrome métabolique sont un tour de taille excessif, un excès de sucre dans le sang (hyperglycémie), un excès de triglycérides dans le sang (hypertriglycéridémie), une pression artérielle élevée et un taux insuffisant de bon cholestérol. On parle de syndrome métabolique lorsque sont présentes au moins trois des anomalies précitées.
Les complications du syndrome métabolique sont liées à l'effet multiplicateur des éléments qui le constituent. Le risque de diabète est multiplié par trois, le risque d'accident vasculaire multiplié par deux. À cela se rajoutent l'insuffisance rénale et les atteintes de la rétine (rétinopathie) dues à l'action

conjointe du diabète et de l'hypertension. Mais ce syndrome augmente également le risque de certains cancers. Selon une récente étude[20], 3,6 % des cancers seraient associés au syndrome métabolique chez les personnes de plus de 30 ans : tumeurs de l'œsophage, colorectales, du rein, du pancréas, de la vésicule biliaire (chez les femmes), ainsi que les cancers du col de l'utérus, des ovaires et du sein après la ménopause. Les chercheurs incriminent trois mécanismes potentiels : l'inflammation chronique (voir p. 42), l'excès d'hormones sécrétées par les tissus adipeux et, pour le cancer de l'estomac, des facteurs mécaniques favorisés par le surpoids (reflux gastro-œsophagien).

SOMMEIL ET VENTRE

On a montré qu'un stress chronique chez la souris provoquait une diminution rapide du sommeil et une augmentation de la graisse abdominale[22] par production de cortisol qui stimule l'appétit. Si nous réagissons comme les souris, cela signifie que, pour perdre du poids, il ne suffit pas de consommer moins de calories : il faut aussi éviter le stress, manger équilibré et dormir suffisamment.

Évaluez votre risque de syndrome métabolique[21]

Si vous cumulez au moins trois facteurs de risque sur les cinq cités dans la liste qui suit, demandez un avis à votre médecin.

- Votre tour de taille est supérieur à 88 cm pour une femme, 1 m pour un homme. La mesure s'effectue avec un simple mètre de couturière, au niveau du nombril et sans rentrer le ventre, un jour où on n'est pas ballonné(e).
- Vos triglycérides à jeun sont élevés (au-dessus de 1,5 g/l),
- Votre HDL cholestérol (le bon) est inférieur à la normale (0,4 g/l chez les hommes, 0,5 g/l chez les femmes),
- Votre taux de sucre dans le sang est trop élevé (glycémie à jeun supérieure à 1 g/l),
- Vous faites de l'hypertension artérielle (supérieure à 13 pour le chiffre du haut/et à 8,5 pour le chiffre du bas).

D'autres travaux ont montré qu'en cas de privation de sommeil, le taux de leptine (hormone fabriquée par le tissu adipeux et responsable d'une diminution de l'appétit) chutait, et que la ghréline (substance fabriquée par l'estomac et responsable d'une augmentation de l'appétit) s'accroissait.
De fait, la privation de sommeil oriente vers les aliments les plus caloriques (plus gras et plus sucrés), sans doute par le biais de mécanismes cérébraux cités plus haut. Une étude menée à Dijon en 2009 a montré qu'après une mauvaise nuit de sommeil, les personnes mangeaient 22 % de calories en plus qu'à leur habitude.
Et chez l'enfant ? C'est pareil ! Les enfants qui dorment 10 heures ou plus par jour sont moins susceptibles de devenir obèses que ceux qui dorment moins longtemps, quelles que soient leurs habitudes de vie.

Concrètement...

- Adaptez votre alimentation et ayez une activité physique suffisante ! Vous perdrez d'abord des kilos à la taille, les moins récalcitrants à disparaître. Inversement, au moindre fléchissement, ce tissu se reconstituera.
- En cas de surpoids important, ne mettez pas la barre trop haut : commencez par marcher un peu tous les jours, puis augmentez progressivement les doses. La confiance reviendra, le bien-être aussi, les premiers résultats sur la balance se feront sentir.
- Au-delà de 15 000 pas par jour, on peut espérer mincir à condition de ne pas augmenter sa ration calorique.
- Travaillez les abdos et la taille. Une perte de 1 cm au niveau du ventre équivaut à peu près à 1 kg de graisse en moins (ce repère n'est plus valable si l'on souffre de ballonnements ou d'intestin irritable). Le bon rythme est de 15 minutes d'abdos au moins deux à trois fois par semaine. Si vous avez des problèmes de dos ou un périnée fragile, demandez conseil à un coach sportif : tous les exercices d'abdos ne sont pas bons pour tout le monde.
- Les mesures diététiques sont tout aussi importantes. Privilégiez les légumes et les fruits, le poisson et les viandes maigres. Limitez *fast-foods* et plats préparés du commerce (trop gras, trop sucrés et trop salés). Réduisez aussi votre consommation d'alcool.
- Si vous n'arrivez pas à réduire votre tour de taille malgré toutes ces mesures, votre médecin pourra envisager un traitement à base de fibrates ou de statines, selon vos facteurs de risque.

Attention à la maigreur

La maigreur est un état de sous-poids permanent mais stable, alors que l'amaigrissement est une chute du poids plus ou moins rapide. Certaines maigreurs sont constitutionnelles et sont simplement dues à la nature de la personne. D'autres maigreurs sont acquises. C'est sur celles-là que l'on devra tenter d'agir.

TOUTES LES MAIGREURS NE SE VALENT PAS

Toutes les maigreurs ne se valent pas, ni esthétiquement, ni métaboliquement.
La maigreur localisée s'observe en cas de fontes musculaires (amyotrophies) qui peuvent toucher un muscle ou un groupe musculaire, ou résulter de polynévrites (atteinte de nerfs moteurs qui aboutissent aux mollets de coq).
La maigreur régionale survient au cours de problèmes endocriniens comme la maladie de Cushing (excès de fonctionnement de la glande surrénale). La répartition des graisses est modifiée, entraînant un épaississement du cou, du thorax et du visage contrastant avec une maigreur des jambes et des bras.
La maigreur générale peut faire suite à une période d'amaigrissement, ce qui est le cas des longues maladies (cancers, immobilisation prolongée…), ou résulter d'un état stable, la maigreur constitutionnelle.
La maigreur liée à des troubles de l'alimentation se produit en cas d'anorexie mentale, boulimie, et toutes les causes d'anorexie liées à des maladies. Rien à voir évidemment avec la malnutrition qui sévit dans les pays les plus pauvres.

LES DANGERS D'UNE MAIGREUR PATHOLOGIQUE

On considère qu'une maigreur est pathologique quand l'IMC est inférieur à 16, quelle que soit la cause. Les conséquences sont importantes sur la santé, notamment chez les jeunes femmes avec des phénomènes de malnutrition ou de carences en certaines vitamines (A, D, E et K en particulier). Lors de carences importantes, divers signes peuvent apparaître : os mous et déformés, troubles visuels, saignements et troubles de la coagulation. Il peut y avoir des hypoglycémies dues à l'absence de réserves en graisses. Les malaises entraînent des poussées de fatigue intense, voire de chutes avec perte de connaissance. Il existe aussi une fragilité osseuse liée à la perte de protéines, et responsable de fractures pour des chocs minimes, notamment fractures du poignet, et surtout tassements vertébraux. Ils vont, à la longue, entraîner une silhouette voûtée et des douleurs dorsales parfois handicapantes. S'y ajoute une disparition ou un espacement des règles, responsable d'une infertilité. Souvent, ce trouble vient en parallèle d'une diminution de la libido.

Enfin, des troubles psychologiques peuvent être associés: dépression, troubles obsessionnels compulsifs, tentatives de suicide, désinsertion sociale. Les phénomènes d'anorexie ou de boulimie ont souvent pour origine un traumatisme ou un trouble remontant à l'enfance, trouble qui perdure et qui retentit sur les relations avec les autres.

Concrètement...

Vouloir grossir peut se révéler aussi complexe que vouloir maigrir. Tout commence par une alimentation plus importante, encore faut-il que le corps et le psychisme l'acceptent. Dans les maigreurs constitutionnelles, on a beau augmenter la ration alimentaire, tout se passe comme si l'organisme brûlait immédiatement tout ce qu'on lui apporte ou comme s'il ne fixait pas les nutriments. Il n'y a pas de traitement spécifique pour cela.

Dans les anorexies mentales et les boulimies en revanche, le traitement est basé sur la psychothérapie. Reste aussi la prévention dès le plus jeune âge. On comprend bien que les parents qui sont en paix avec leur corps et qui vivent les repas comme un plaisir ne transmettent pas les mêmes valeurs que ceux qui sont obsédés ou déçus par leur apparence. Si une mère passe son temps à monter sur la balance et à se restreindre en permanence, le message passera à l'enfant sans qu'il puisse encore le relativiser ou le critiquer. L'anxiété se transmet.

Dans le cas des maladies graves ou des suites de maladies graves, les aliments hypercaloriques de type Rénutryl® permettent de compenser un mauvais apport alimentaire. Il existe aussi des médicaments orexigènes pour stimuler l'appétit. Le meilleur traitement reste bien entendu celui de la cause initiale: les amyotrophies peuvent se soigner par la rééducation grâce à un kinésithérapeute; pour les maladies endocriniennes, les soins varient selon la cause du trouble.

CHAPITRE 5

Bouger, parce que c'est dans nos gènes

Aux premières lueurs de l'humanité, l'homme se déplaçait pour la cueillette et la chasse, la recherche de nouveaux refuges, la nécessite de se reproduire… Désormais, on bouge peu et on mange trop souvent du prêt à l'emploi sans dépenser la moindre énergie pour se procurer sa nourriture. Il s'ensuit un déséquilibre entre l'alimentation en excès et l'activité en défaut. Conséquence mathématique, le surpoids et les « maladies de surcharge » qui caractérisent notre société (cardiovasculaire, diabète, syndrome métabolique…).

Il faut donc bouger ! Accomplir 10 000 pas par jour (ou l'équivalent), ne pas rester assis plus de 2 heures sans se lever, lutter coûte que coûte contre la sédentarité, exercer son souffle, maintenir l'intégrité de ses muscles et de son périnée, ralentir la fonte musculaire qui survient avec l'âge, résister à la tentation de l'inactivité soporifique…, sans pour autant oublier de se reposer quand le besoin s'en fait sentir.

Mais comment changer ses comportements et repartir d'un bon pied ? Il existe mille moyens pour cela. Avec une très bonne nouvelle à la clé : pratiquer une activité physique stimule le circuit du plaisir et de la récompense. Un cercle vertueux, en somme…

Le sport : un médicament naturel

La liste des effets positifs de l'activité physique sur la santé s'allonge sans cesse avec des études hautes comme des tours. Maladies du cœur, maladies du corps, maladies de l'esprit, toutes peuvent être prévenues ou soulagées par la pratique quotidienne d'une activité physique. Le minimum vital n'a rien d'insurmontable : une « pilule » d'au moins 30 minutes tous les jours !

UN TOURNANT DANS LA PRISE DE CONSCIENCE

« Reposez-vous, ça ira mieux ! » Cette prescription a fait long feu. On sait maintenant qu'au-delà de deux jours d'alitement la fonte musculaire commence. La sédentarité est devenue l'ennemi. Le manque d'activité physique ou de pratique sportive est désormais considéré comme un fléau pour la santé, au même titre que le tabac, l'alcool, le surpoids ou la pollution de l'air… Dans un communiqué de juin 2015, l'INCA (Institut national du cancer) rapporte que la sédentarité vient en cinquième position dans les risques liés aux cancers évitables !

Une étude conduite par l'Inserm en 2008 sur près de 2 000 publications a montré que **la pratique d'un sport diminuait de 30 % la mortalité prématurée, augmentait l'espérance de vie d'un à deux ans,** limitait la prise de poids et prévenait bon nombre de maladies métaboliques (obésité, diabète, maladies cardiovasculaires) ou de l'appareil locomoteur.

Mais l'activité physique permet aussi de préserver l'équilibre psychique, le bien-être émotionnel, la qualité de vie, la perception de soi et la confiance en soi. Elle réduit le stress et l'anxiété, elle diminue aussi le niveau de dépression. L'explication tient à ce que l'activité physique augmente le débit sanguin du cerveau, améliore le fonctionnement neurochimique des zones cérébrales impliquées dans la vigilance, l'humeur ou la mémoire, ce qui améliore les fonctions cognitives (mémorisation à court terme, temps de réaction, etc.). Voilà pourquoi l'activité physique est aussi considérée comme une bonne

prévention au déclin des fonctions cognitives après un accident vasculaire cérébral ou avec l'âge (maladie d'Alzheimer).
Elle constitue un traitement à part entière des maladies chroniques en permettant parfois de se substituer aux médicaments chimiques – ou du moins d'en limiter les doses.
Selon l'OMS, 1,9 million de décès par an dans le monde peuvent être attribués au manque d'activité physique. C'est pourquoi elle recommande la pratique d'une activité modérée (au moins 3 heures par semaine) ou d'une activité intense (au moins 20 minutes trois fois par semaine).

ACTIVITÉ PHYSIQUE ET CELLULE MUSCULAIRE

La cellule musculaire carbure au glucose qu'elle va chercher dans le sang et le cas échéant dans ses réserves de glycogène musculaire. En cas de besoin complémentaire d'énergie (exercice intense et prolongé), le muscle puise son énergie dans les cellules graisseuses (adipocytes) qui l'environnent. Cette transformation de graisses en glucose est effectuée grâce à l'insuline (voir p. 77). En cas d'exercice physique régulier, le muscle peut se passer d'insuline et puise directement le sucre présent dans la circulation. C'est tout l'intérêt de la régularité !
L'avantage métabolique est double : on ne grossit pas puisqu'on détruit des graisses pour fabriquer du sucre et donc de l'énergie, et on développe des cellules musculaires très consommatrices d'énergie.

ACTIVITÉ PHYSIQUE ET SURPOIDS

Si on cesse l'exercice physique régulier, on perd ses muscles et les adipocytes se rechargent en graisses non utilisées. Logique, on prend du poids !
Cercle vicieux quand on est en surpoids : les graisses en excès colonisent les organes, dont le muscle. Il s'engraisse et devient « persillé », ce qui le rend moins efficace et moins réactif à l'exercice physique. Voilà pourquoi les personnes en surpoids doivent faire du sport plutôt deux fois qu'une, même si c'est moins aisé pour elles. Les graisses en excès colonisent aussi le pancréas, les vaisseaux, le cerveau, le cœur. L'inflammation s'installe :

Le sport fait-il maigrir ?

Le sport ne fait pas maigrir, mais il permet de stabiliser son poids et surtout de ne pas en reprendre ! C'est un facteur prédictif de la réussite d'un régime sur le long terme. En plus, il affine la silhouette en la « musclant ».
Marcher (ou pratiquer une activité physique) tous les jours ou tous les deux jours pendant 30 à 60 minutes modifie le métabolisme : l'organisme « mémorise » cette activité régulière et préserve donc, en prévision, l'énergie emmagasinée pour l'utiliser lors de cet exercice sous forme de glycogène musculaire (les réserves de glucose du muscle) plutôt que sous forme de graisse. Les études ont montré qu'en marchant au moins 30 minutes cinq fois par semaine à pas rapide on stabilisait durablement son poids.
Si l'exercice plus intense permet de perdre du poids, il s'agit surtout de l'eau éliminée dans la sueur. Les calories perdues, elles, sont vite rattrapées après l'effort par un mécanisme de compensation inconscient : on mangera davantage après ou le lendemain.
Il y a quelques années encore, on privilégiait les activités d'endurance et on recommandait un travail long et pas trop intense (marche rapide, natation, vélo). Depuis fin 2008, de nouvelles données scientifiques sur le muscle ont mis en évidence que le simple renforcement musculaire maintenait lui aussi la masse musculaire et consommait des graisses viscérales.

c'est la « lipotoxicité ». Les organes fonctionnent moins bien, les récepteurs aux hormones de ces organes sont « encrassés », l'inflammation génère une accélération du vieillissement de l'organe, c'est le lit de toutes les maladies dégénératives.
Seule l'activité physique associée à une réduction de l'alimentation permet d'inverser le phénomène.

ACTIVITÉ PHYSIQUE ET DIABÈTE

L'activité musculaire réduit la résistance à l'insuline (voir p. 77) et améliore le transport et l'utilisation du glucose par le muscle, elle permet de réduire le risque de diabète de type 2. Chez les personnes diabétiques, elle facilite

l'équilibre glycémique à la fois lorsqu'on a trop de sucre dans le sang (hyperglycémie) ou pas assez (hypoglycémie). Elle permet donc d'alléger le traitement et de retarder l'apparition des complications, qui font toute la gravité du diabète. Avec trois séances hebdomadaires de 1 heure d'endurance et de renforcement musculaire, le taux de glucose dans le sang peut diminuer à peu près autant que le ferait un médicament usuel.
La plus éclatante démonstration que le sport est bien un traitement préventif bio est sans doute cette étude[23] conduite sur trois groupes de patients en prédiabète, le premier recevait un placebo (produit sans la moindre molécule thérapeutique), le second un médicament antidiabétique, le troisième suivait un programme complet visant à maigrir à base de diététique et d'activité physique (150 minutes d'exercice physique par semaine). Trois ans plus tard, 11 % des patients sous placebo étaient devenus diabétiques, 7,8 % de ceux sous traitement et seulement 4,8 % de ceux qui avaient modifié notablement leur hygiène de vie.

D'AUTRES BÉNÉFICES MOINS CONNUS

UN MEILLEUR SOMMEIL

Le sommeil profond (le plus récupérateur) et la durée totale du sommeil sont allongés après le sport. L'activité physique diminue la fréquence des réveils nocturnes et régularise les cycles de sommeil. Tout cela pour récupérer de l'effort physique. L'idéal est 30 minutes d'activité modérée à raison de 3 à 5 séances par semaine, à suivre pendant au moins 12 semaines consécutives. Les effets sur le sommeil sont constatés dès la 8e semaine

DES OS PLUS FORTS

Les muscles tirent sur les os sur lesquels ils sont attachés grâce aux tendons. Cette tension stimule la création d'os et diminue sa destruction, notamment au niveau des vertèbres et du col du fémur (celui qui casse en priorité chez les personnes âgées). Les femmes qui marchent au moins 4 heures par semaine ont un risque d'ostéoporose diminué de 40 % par rapport à celles qui marchent moins de 1 heure hebdomadaire.

L'activité physique est bénéfique jusqu'à un âge avancé

Après 60 ans chez les hommes et 50 ans chez les femmes, la masse musculaire diminue. En cause, le vieillissement et les modifications hormonales (ménopause, andropause) dus au stress oxydatif et à l'inflammation (voir p. 42). La sédentarité et le manque d'exercice physique sont des facteurs amplificateurs. Les muscles ne soutiennent plus suffisamment les os (ce qui les fragilise), les tendons s'amincissent et le risque de fracture est multiplié par deux.
Mais cette évolution n'est pas inéluctable : il suffit d'avoir une alimentation suffisamment riche en protéines – contrairement à une idée reçue, les personnes âgées doivent en consommer davantage, avec 1,2 g par kg de poids corporel contre 0,8 à 1 g chez les plus jeunes – et une activité physique suffisante pour renforcer la force musculaire, ce qui est possible même à un âge très avancé. Plusieurs travaux ont montré une diminution des fractures du col du fémur de 20 à 40 % chez les personnes actives par rapport aux sédentaires. Et l'on sait à quel point une fracture de ce type peut bouleverser une existence !
Et puis l'activité physique agit également comme renforçateur social : pratiquer en groupe de la marche nordique ou du tai chi, c'est lutter contre la solitude, la dépression, le déclin cognitif. L'un des plus puissants protecteurs contre la maladie d'Alzheimer est l'exercice de sa fonction intellectuelle, des échanges avec les autres et du réseau social !

UN SOUFFLE AMÉLIORÉ

Les insuffisants respiratoires chroniques (par exemple, les personnes qui souffrent d'asthme ou de broncho-pneumopathie chronique obstructive) respirent mieux s'ils font une activité physique. La raison est simple : l'activité physique augmente de 20 à 30 % la capacité du poumon à apporter de l'oxygène au niveau du sang, et d'autre part, elle accroît la capacité des muscles à utiliser l'oxygène ainsi fourni.

UN CŒUR PLUS RÉSISTANT

Même chez les personnes atteintes de maladies cardiovasculaires ou après un infarctus, l'exercice est bénéfique. Le cœur est un muscle et, comme pour tous les muscles, l'entraînement augmente sa puissance. Bien entraîné, son débit peut être multiplié par cinq, ce qui assure une meilleure oxygénation, du coup, il peut se reposer, ralentir son rythme et « s'économiser ». De plus, cela renforce la circulation collatérale (petits vaisseaux secondaires de suppléance) en parallèle des artères coronaires. Les premiers bénéfices sont visibles dès 3 mois d'entraînement. Les exercices d'endurance sont recommandés y compris après un infarctus (marche, jogging, vélo, natation, rameur...).

MOINS DE DOULEURS ET UN MEILLEUR MORAL

Responsables de ce bénéfice, les endorphines (morphines naturelles, voir p. 274) fabriquées par l'hypothalamus (voir p. 265) à la suite de l'exercice prolongé et régulier.

MAIS AUSSI...

Parmi les nombreux autres bénéfices de l'activité physique, citons la prévention et le soulagement de l'arthrose (à condition de respecter les crises et la douleur), l'amélioration de la tension artérielle et du retour veineux (les artères et vaisseaux se dilatent mieux), l'amélioration de l'efficacité du système immunitaire (attention, l'entraînement intense provoque un effet inverse), l'accompagnement du sevrage tabagique, la stabilisation du poids, le renforcement de la colonne vertébrale et le gainage de la ceinture abdominale (prise en charge de la lombalgie chronique), la remusculation du périnée (qui évite l'incontinence urinaire), et même une amélioration de l'érection (grâce à une bonne circulation artérielle et un bon retour veineux) !

Concrètement...

- **Soyez persévérant et régulier.** La pratique régulière et quotidienne (dans l'idéal) diminue l'insulinorésistance et augmente les endorphines. Par ailleurs, elle maintient les capacités (notamment la mobilité, l'équilibre et la souplesse), et elle retarde ou ralentit les processus liés au vieillissement, évitant ainsi le déclin fonctionnel.
- **Avant chaque entraînement, échauffez-vous.** D'abord pour augmenter la température corporelle, qui améliore les performances musculaires, ensuite pour dégourdir les articulations (par libération progressive du liquide synovial qui lubrifie les articulations), et enfin pour préparer votre organisme (cœur, poumons et muscles) à l'effort à accomplir. En outre, cela évite les courbatures, les crampes, et les claquages. Consacrez d'abord quelques secondes au déverrouillage des articulations (mouvements circulaires des chevilles, flexion des mollets...). Étirez-vous et restez en position une trentaine de secondes sur chaque groupe musculaire. Vous pouvez vous échauffer de manière active en trottant à petites foulées sans forcer ou en pédalant avec une légère résistance. (Vous pouvez aussi vous échauffer passivement : douche chaude, massages et frictions avec de l'huile chauffante...). L'échauffement peut durer au total environ 10 minutes, voire davantage si vous vous préparez à un effort soutenu.
- **Après l'effort, faites des exercices d'étirement** sans forcer pour détendre les muscles et éviter les courbatures.
- **Allez à votre rythme.** C'est la première des vertus, surtout si vous avez une pathologie respiratoire ou cardiaque. Ainsi, vous permettez à votre corps de s'adapter. Vous devez être capable de respirer naturellement au cours de l'effort (sans être trop essoufflé) et de pouvoir prononcer 5 à 6 mots d'une seule traite.
- **Hydratez-vous.** Buvez de l'eau avant, pendant et après l'effort. Un trop grand volume de liquide d'un coup entraînerait une gêne abdominale et un fonctionnement accru des reins. Si vous êtes suffisamment hydraté, vos performances physiques sont améliorées et vous limitez les risques de tensions musculaires, contractures, élongations, tendinites. La récupération est meilleure, vous éliminez l'acide lactique responsable des crampes. N'attendez pas d'avoir soif pour boire : lorsque la soif est installée, votre organisme est déjà déshydraté. 1 % seulement de déficit en eau entraîne une diminution de 10 % de vos capacités physiques !
- Quel que soit votre âge ou votre pathologie, **le sport reste intéressant à condition que votre activité soit adaptée.** Une reprise brutale sans accompagnement (surtout après 40 ans) ou une activité inadaptée peuvent devenir un facteur de risque. Par ailleurs, au-delà d'une certaine quantité d'activité physique, variable selon les individus, le remède peut être pire que le mal.

- **Choisissez votre horaire.** Si vous êtes insomniaque, il est préférable de pratiquer avant 19 h. L'entraînement sportif augmente la température corporelle et retarde l'endormissement, mais pas chez tous. Le mieux à faire est de vous observer et d'expérimenter.
- Inscrivez l'activité physique dans votre vie quotidienne : montez systématiquement les étages à pied (en serrant les fesses, ça muscle les abdominaux), descendez une station de bus en avance et finissez le trajet à pied, marchez le plus possible au cours de la journée. Les podomètres sont pour cela d'excellents compagnons. Si vous êtes très courageux, allez au travail en portant un petit sac à dos de 2 ou 3 kg. Inscrivez-vous à un cours de danse...
- À quelle dose ? **Marcher d'un bon pas pendant 30 minutes** permet d'atteindre les 10 000 pas par jour (à faire si possible cinq fois par semaine). **Pratiquez une activité physique modérée à intense trois fois par semaine.** Par ailleurs, **renforcez vos muscles deux fois par semaine au moins 20 minutes.** Le ménage, le jardinage, les courses, ça compte aussi à partir de 10 minutes d'affilée. Ne laissez pas votre corps en repos, il vous le rendra !
- **Alternez** un jour sur deux une activité en endurance (20 à 30 minutes) et une activité de renforcement musculaire (20 minutes à 30 minutes aussi).
- **La quantité minimale d'activité physique pour éviter le surpoids** (sans erreur nutritionnelle majeure associée) est de 1,5 km par jour (soit 20 à 30 minutes par jour de marche relativement rapide - ou d'exercice modéré). Chez les personnes en surpoids ou celles qui veulent éviter de reprendre les kilos perdus, il faudra plutôt compter 80 minutes par jour de marche rapide ou 35 minutes d'activité intense.

Position assise : attention, danger

Dès les années 1990, les chercheurs ont alerté sur les risques liés à l'inactivité. Le message a été entendu, la population s'est mise à pratiquer davantage d'activités physiques et là, surprise, l'obésité et les troubles métaboliques n'ont pas vraiment reculé ! Du coup, la question de la sédentarité s'est reposée et les études se sont alors penchées sur les conséquences pour la santé de la position assise.

LES RISQUES POUR LA SANTÉ

Entre la voiture, les transports en commun, le travail sur ordinateur et la télévision, on passe 50 à 70 % de notre temps assis. Avec quelles conséquences ?

Une étude australienne[24] révèle que la position assise tenue plus de 11 heures par jour augmente de 40 % le risque de décès comparé à la position assise moins de 4 heures par jour.

Plusieurs hypothèses sont invoquées : en position assise, les enzymes qui dégradent les graisses diminuent, ainsi que le bon cholestérol, le glucose est moins bien métabolisé et la tension artérielle augmente.

Les conséquences sont multiples : on grossit, les graisses de l'abdomen s'accumulent et entretiennent l'inflammation et le stress oxydatif, eux-mêmes en cause dans le diabète et les maladies chroniques ; les artères s'encrassent ; le sang stagne dans les veines en raison de l'angle droit que font les jambes avec le corps, d'où le risque de phlébite et d'embolie pulmonaire (majoré si l'on fume, qu'on prend la pilule et qu'on est en surpoids) ; le cerveau est moins bien oxygéné, d'où une chute des performances intellectuelles et de l'attention ; le risque d'ostéoporose augmente en raison de la sédentarité ; la position de la tête entraîne des douleurs du cou et du dos ; les abdominaux ne travaillent pas, ce qui majore les risques de constipation. Et ce n'est pas tout ! Selon une étude[25] compilant les résultats de plusieurs travaux portant

Devant la télévision, c'est pire !

Le temps-télévision est devenu, pour les spécialistes, LE marqueur de la sédentarité : on est passif, on consomme peu d'oxygène et dépense peu de calories, en plus, on a tendance à grignoter. Une véritable hibernation chronique ! Dès 3 heures par jour devant son téléviseur, on augmente significativement le risque de mortalité précoce globale (toutes maladies confondues, cancers, AVC, infarctus, embolie, etc.). Au-delà, les chiffres grimpent de manière exponentielle. Tant qu'à rester allongé, mieux vaut lire (ça consomme plus de calories), ou dormir ce qui permet une véritable relaxation des muscles, une hyperactivité du cerveau durant le sommeil paradoxal, et la régénération que procure le sommeil (voir p. 140).

sur 4 millions de personnes, chaque nouvelle tranche de 2 heures assis par jour augmente le risque de cancer colorectal de 8 % ! Enfin, conséquence esthétique fâcheuse, comme l'a montré une étude israélienne[26], la pression accrue du poids au niveau des fesses (d'environ 50 %) entraîne une modification du tissu gras et une expansion cellulaire avec élargissement des fesses.

Au total, le simple fait d'être assis toute la journée peut anéantir les bénéfices de plusieurs heures de sport hebdomadaires.

10 000 PAS PAR JOUR

Cette préconisation s'ajoute à la *short list* des recommandations nécessaires pour prévenir les maladies et limiter leur aggravation. Concrètement, ça signifie quoi 10 000 pas ?

Comme pour tout slogan, il fallait marquer les esprits. L'inventeur des 10 000 pas est le Dr Yoshiro Hatano, chercheur renommé en sciences de la santé et du sport au Japon. Podomètre à l'appui, il a démontré que 10 000 pas par jour permettaient de bénéficier d'une meilleure santé ! Mais ce n'est qu'un moyen parmi d'autres de parvenir à un niveau satisfaisant d'activité physique.

Sachant qu'un adulte accomplit en moyenne 6 000 à 7 000 pas au cours de ses activités quotidiennes (sauf s'il travaille toute la journée devant un écran, là il en accomplit la moitié), il ne lui manque que 3 000 à 4 000 pas pour atteindre le chiffre sacro-saint de 10 000. Cela représente 30 minutes de marche supplémentaire d'intensité modérée pour un adulte en bonne santé. Il existe des équivalents « activité physique » : ces pas supplémentaires nécessaires peuvent être atteints en réalisant 15 minutes de roller, 20 minutes de jogging, de tennis, de vélo ou de marche nordique à 7 km/h ; 30 minutes de natation, de trottinette ou de ménage (dont l'intensité est plus modérée) ; 45 minutes de bricolage, 60 minutes de yoga.

Un enchaînement à pratiquer debout

Cet enchaînement de 10 minutes à faire tous les jours équivaut à 1 000 pas ! En plus, il est parfait contre le stress[27]. Et il vous permet de pratiquer une activité physique chez vous, bien au chaud en hiver.

- Tapotez doucement votre corps avec vos poings.
- Agitez-vous comme une poupée de chiffon (comme si votre corps était tout mou), réchauffez-vous, détendez-vous.
- Faites onduler tout votre corps comme un foulard qui flotte dans le vent, en avant, en arrière, lâchez prise.
- Boxez sur un ring un ennemi imaginaire avec des mouvements de plus en plus amples et rapides.
- Finissez par une respiration antistress, inspirez profondément par les narines et expirez par la bouche en mentalisant votre fatigue (sous forme d'une couleur ou de l'air que vous emmagasinez dans vos poumons).

Concrètement...

- Commencez par évaluer très honnêtement combien de temps vous restez en position assise dans la journée, c'est très instructif.
- Restez assis le moins longtemps possible. Pour cela il suffit de quelques ruses : au bureau ou chez vous, au minimum, **levez-vous toutes les 2 heures et marchez 2 à 3 minutes**. Même des mouvements très insignifiants comme lacer ses chaussures ou s'étirer luttent contre l'immobilité. Montez les escaliers, allez à la machine à café, marchez quand vous répondez au téléphone (ça stimule aussi la pensée), allez voir votre voisin de bureau plutôt que de lui envoyer un courriel – en plus, cela renforce vos relations professionnelles et la relation humaine tout court ; positionnez votre poubelle à papiers loin de votre bureau, cela vous oblige à vous lever ; dans les transports en commun, méprisez les places assises et ne cédez que les jours où vous êtes fatigué ; en position assise, pratiquez des exercices de flexions/ extensions des pieds, portez des vêtements amples pour éviter la stase sanguine.
- Debout toute la journée, c'est mieux que d'être assis en termes d'activité physique s'entend. On évite en effet tous les tracas vus plus haut, liés à la position assise. Par contre, pour les personnes avec un mauvais terrain veineux et un surpoids, le risque de varices est trois fois plus important, c'est clair. Cependant, la somme des bénéfices pour la santé reste supérieure aux inconvénients.
- Essayez de travailler debout : il existe des bureaux qui permettent d'alterner les deux positions. Au début 15 minutes, puis 30 minutes. Vous tiendrez de plus en plus longtemps sans effort.

Entraînez-vous dans les escaliers !

Monter et descendre régulièrement les escaliers est une manière efficace de faire du sport l'air de rien, avec de vrais bénéfices pour la santé : perte de poids, réduction de la masse grasse abdominale, baisse du cholestérol et de la tension. Monter des marches augmente la dépense calorique, les descendre renforce les muscles et les os. On peut choisir de monter vite ou sur la pointe des pieds, les marches une à une ou deux marches à la fois, d'une seule traite ou en récupérant entre deux étages : toutes ces options sont bonnes pour le cardio-respiratoire.

- Piétinez « intelligent ». Évitez les petits pas, marchez le plus possible de long en large. Et si vous avez tendance à avoir les jambes lourdes, portez des bas de contention autant que possible.
- Quel que soit votre mode de transport, levez-vous régulièrement et dégourdissez-vous les jambes. Dans le TGV, faites une escale au bar pour prendre votre petit café debout.
- Limitez au maximum la position allongée devant la télévision : levez vous pendant les spots publicitaires (c'est le minimum), essayez d'instaurer une soirée par semaine sans télévision (excellent au passage pour la vie de couple et les sorties entre amis), puis tentez deux soirées ou plus. Bannissez le poste de télévision dans les chambres et dans la cuisine, perdez le réflexe d'allumer la télévision dès que vous rentrez chez vous. Mine de rien, vous finirez par totaliser plusieurs heures d'activité supplémentaires.
- Utilisez un bracelet connecté qui vous alerte si vous restez trop longtemps assis.

Bien respirer dope la santé

La respiration a pour fonction d'oxygéner les tissus en profondeur et de détoxifier l'organisme en rejetant le gaz carbonique. Respirer est le signe même de la vie, tout le monde le fait sans y penser. Mais en y pensant justement, à l'aide d'exercices respiratoires conscients et bien conduits, on peut bénéficier de bienfaits inespérés comme chasser instantanément le stress aigu, améliorer la circulation veineuse, diminuer la douleur, maintenir une bonne posture ou faciliter les performances sportives. Et même augmenter sa longévité ?

LE MÉCANISME DE LA RESPIRATION

L'impression que l'on a quand on inspire, c'est l'air qui passe par le nez et la bouche, puis qui descend dans la trachée (le tuyau situé juste derrière le sternum) et qui emplit la poitrine. On n'a pas conscience que cet air passe dans les bronches, lesquelles deviennent de plus en plus fines (les bronchioles) à mesure que l'air descend dans la profondeur des poumons. L'ultime subdivision de la dernière bronchiole aboutit dans un cul-de-sac qu'on appelle l'« alvéole pulmonaire ». Cette unité est le lieu véritable où l'oxygène passe de l'alvéole vers un petit capillaire artériel rempli de sang veineux et bourré de gaz carbonique. L'échange se produit à ce niveau, le sang relâche le $C0_2$ qui va être expiré en suivant le chemin inverse vers le nez et la bouche, le sang se charge en oxygène et c'est reparti pour un nouveau cycle !

Le poumon n'est en réalité qu'une grosse éponge inerte. Tout ce système inspiration-expiration n'est possible que grâce à l'action des muscles inspirateurs, et en particulier du diaphragme. Ce puissant muscle en forme de double coupole sépare l'étage thoracique (où se trouvent les deux poumons) de l'étage abdominal (où se trouvent tous les organes digestifs). Lorsque le diaphragme se contracte – volontairement ou lors des mouvements de respiration automatiques – la coupole qu'il constitue s'abaisse, refoulant un peu les organes abdominaux, ce qui explique que l'abdomen a naturellement tendance à se gonfler lorsqu'on respire. Cette contraction va alors laisser plus de place aux poumons, qui vont se gonfler comme une éponge. Cette expansion n'est possible que grâce à l'élasticité naturelle du poumon, et surtout grâce à la plèvre, sorte de double enveloppe pleine de vide, qui constitue le lien mécanique entre les poumons d'un côté, la cage thoracique et le diaphragme de l'autre.

Cela explique que lorsqu'il y a de l'air dans la plèvre (pneumothorax) ou du liquide (pleurésie), les mouvements du diaphragme et des muscles thoraciques ne sont plus transmis au poumon qui demeure inerte : on s'asphyxie.

LES BÉNÉFICES D'UNE RESPIRATION HARMONIEUSE

Grâce à la respiration, le sang est correctement oxygéné et est expédié par le cœur dans la circulation générale pour irriguer tous les organes, ce qui est le rôle principal de la respiration. Mais il existe d'autres bénéfices annexes.

Les organes abdominaux, et notamment le côlon, sont comprimés à chaque inspiration, ce qui aide à la progression du bol alimentaire dans le tube digestif. Cela explique en particulier le fait que l'exercice physique soit bénéfique contre la constipation puisqu'il augmente le rythme et l'amplitude respiratoire, tout en favorisant mécaniquement la progression des aliments et de leurs résidus.

On sait aussi que le retour veineux est amélioré grâce au pompage effectué par le cœur pour aspirer le sang veineux. Mais on connaît moins le rôle du diaphragme dans la respiration : il effectue une compression sur les grosses veines de l'abdomen et sur les viscères. Les veines des membres inférieurs étant pourvues de valvules antiretour, le sang ne peut refluer vers le bas et mécaniquement remonte vers le haut en direction du cœur. Cela explique pourquoi la sédentarité ou les longs trajets assis où la respiration est calme et peu ample, n'aide pas le cœur à ramener le sang veineux vers les poumons. Cette « stase sanguine » participe (avec d'autres éléments comme la déshydratation et la baisse d'oxygène) de la fréquence des embolies pulmonaires lors des voyages en avion.

La respiration a un effet antistress important. La raison tient au fait qu'une respiration ample et prolongée envoie des influx nerveux de retour sur le nerf pneumogastrique par compression des organes digestifs ; cette stimulation ralentit le cœur. C'est la raison pour laquelle de nombreuses techniques comme le yoga, la méditation, la sophrologie et la relaxation s'appuient sur ce puissant effet relaxant de la respiration. Par son action antistress, elle permet de retrouver le calme, de mieux dormir, de faciliter le sevrage tabagique ou un régime.

QUAND LA RESPIRATION FAIT DÉFAUT...

Pour compenser le manque d'oxygène qui résulte d'une respiration incomplète, les mouvements respiratoires vont s'accélérer, et on s'essouffle. Par ailleurs, le cœur va s'accélérer également afin de délivrer plus d'oxygène par un passage plus fréquent du sang dans les poumons. C'est ce qui se passe en cas d'obstruction sur les voies aériennes (asthme par exemple) ou en cas d'effort important. Si cette double accélération est suffisante, l'oxygénation est maintenue. Mais si ce n'est pas le cas, le gaz carbonique va s'accumuler et acidifier le sang. C'est ce qui se passe dans les insuffisances respiratoires chroniques qui perturbent sur le long terme le fonctionnement de tous les organes (cœur, poumons, cerveau, reins, peau, etc.). Le handicap est majeur et la personne ne peut plus vivre sans bouteilles à oxygène.
En cas d'insuffisance respiratoire aiguë et majeure (obstruction totale des voies respiratoires), toutes les cellules du corps souffrent de façon très rapide. En premier, le cerveau et le cœur qui ne peuvent supporter longtemps cette situation. Mais à plus long terme, c'est le rein et le poumon lui-même qui en souffrent. Le sang s'acidifie de façon spectaculaire, le taux de potassium augmente, et si l'asphyxie se prolonge, le cœur s'emballe à des fréquences très élevées ce qui équivaut à un arrêt cardiaque.
Sans aller à ces extrémités, une mauvaise respiration peut favoriser des problèmes au niveau du bas du dos et du bassin, elle augmente les tensions psychiques et l'aptitude à se détendre, les perceptions douloureuses sont augmentées, la digestion est ralentie, on fatigue.

...ET QUAND ELLE S'EMBALLE

Avec une respiration accélérée, c'est le contraire qui se passe : le taux d'oxygène dans le sang est à son maximum et le taux de gaz carbonique au minimum. Le sang devient basique, ce qui a pour conséquence une baisse du calcium dans le sang et des manifestations de picotements, de crampes musculaires et de vertiges. L'exemple type est la crise de spasmophilie au cours de laquelle, en raison d'une crise d'angoisse, la personne respire de plus en plus vite et profondément. Seul remède efficace, respirer son propre air dans un sac en plastique ou en papier, ce qui permet de remonter le taux de gaz carbonique et de calmer la crise.

RESPIRATION ET EXERCICE PHYSIQUE

L'effort musculaire requiert beaucoup plus d'oxygène, ce qui se traduit par une accélération de la respiration et du rythme cardiaque. Si cette accélération n'est pas suffisante en raison d'une mauvaise technique respiratoire, le sang s'acidifie, et les muscles manquant d'oxygène vont fabriquer de l'acide lactique, à l'origine de crampes.

Par contre, si l'oxygénation est correcte et l'effort progressif, la sensation d'essoufflement va diminuer, le pouls se stabiliser et la respiration se ralentir. Cet état d'équilibre bien connu des sportifs d'endurance s'appelle le « second souffle ». On dispose pour cela d'une mesure, **la VO2Max**, qui est la capacité maximale d'un sportif à capter un maximum d'oxygène le plus longtemps possible sur un effort prolongé.

Pour respirer mieux en faisant du sport, il vous suffit d'appliquer des règles simples : relâchez vos épaules, votre cou, vos mâchoires, tenez-vous droit afin d'éviter de comprimer vos poumons, inspirez par le nez et expirez complètement et longuement par la bouche, respirez régulièrement et sans à-coups (votre expiration doit être en moyenne deux à trois fois plus longue que votre inspiration), faites des pauses pour récupérer et combler au maximum votre dette d'oxygène.

DES ALLIÉS DE LA RESPIRATION

Vous pouvez aussi entraîner votre souffle et en tirer tous les bienfaits en pratiquant des disciplines comme le **yoga**, la **méditation** ou le **tai chi**.

Dans la pratique du hatha yoga, par exemple, le corps en mouvement s'harmonise au souffle et débouche rapidement sur un très grand calme avec une sensation de bien-être et d'apaisement. Cela explique son action sur les maladies psychosomatiques (eczéma, troubles digestifs ou sexuels, notamment) et sur l'immunité.

Par ailleurs, la dynamique gestuelle, relativement lente, assouplit les articulations, maintient les étirements, la fluidité des mouvements, la tonicité musculaire. En ce sens, cette pratique est particulièrement adaptée aux personnes âgées qui ne peuvent avoir une activité physique trop violente. La circulation sanguine est améliorée par le travail musculaire et l'éventail des postures proposées (couchée sur le dos, jambes en l'air par exemple). La respiration exercée sans cesse permet le maintien d'une bonne capacité respiratoire et l'amplification du souffle (utile pour les fumeurs, les asthmatiques, les bronchitiques chroniques, etc.).

L'idéal serait de pratiquer le yoga trois fois par semaine, chez vous, en répétant certaines des postures apprises avec un professeur. C'est vrai aussi pour la méditation ou le tai chi.

Des exercices respiratoires...

Exercez-vous à respirer de manière consciente à l'aide d'exercices précis pour diminuer la fatigue, la tension nerveuse et musculaire, la douleur, et améliorer la capacité respiratoire. Plus vous le ferez fréquemment, plus votre corps le gardera en mémoire ce qui vous aidera au quotidien.

Entraînement du diaphragme

En position debout, serrez une ceinture autour du thorax en position basse après une expiration. Puis inspirez, retenez l'air et gardez la pression. La cage thoracique gonfle, la ceinture comprime davantage. Faites cet exercice pendant 2 à 3 minutes.

Des applis pour mieux respirer

RespiRelax [respiration antistress] permet de retrouver calme et détente en quelques minutes seulement et d'atteindre un état dit de « cohérence cardiaque ». RespiRelax a été développé par les thermes d'Allevard dans le cadre de protocoles médicaux antistress [www.thermes-allevard.com]. À tenter aussi, sur espaceducalme [www.espaceducalme.fr/appli-iphone], plusieurs respirations détente : respiration abdominale [3 minutes] ; respiration apaisante [6 minutes] ; enfouir les tensions [8 minutes].

La respiration abdominale

Le but est de mobiliser plus d'air en privilégiant la respiration abdominale plutôt que la respiration thoracique. Lors de la respiration thoracique, le diaphragme s'abaisse au cours de l'inspiration et refoule les organes abdominaux : l'abdomen gonfle ce qui permet à la partie inférieure du poumon d'être correctement ventilée, mais la partie supérieure du poumon l'est moins. Au cours de la respiration abdominale, le diaphragme s'abaisse, les muscles abdominaux aussi, ce qui oblige l'air à entrer dans la partie supérieure du poumon. On ventile donc une zone pulmonaire plus importante. Cette respiration abdominale est pratiquée par les chanteurs qui ont besoin de beaucoup d'air, les sportifs entraînés ou les personnes qui ont appris à maîtriser cette technique.

Pour atténuer la douleur

Ciblez mentalement l'organe que vous souhaitez soulager. Lorsque la douleur survient, expirez en dirigeant mentalement votre expiration vers cet organe. Les exercices réguliers et répétés cinq, six, sept fois, aideront à diminuer la douleur. Les douleurs qui réagissent le mieux sont les douleurs musculaires, les douleurs spasmodiques (abdominales) et les maux de tête.

Pour favoriser le retour veineux et aider la fonction cardiaque

Installez-vous confortablement allongé sur le dos, vêtements desserrés, jambes surélevées de 40° (sur un petit tabouret). Commencez par prendre conscience de votre respiration thoracique en posant une main sur le thorax (au niveau de la poitrine) et l'autre sur le ventre (au niveau du nombril). Respirez normalement, en inspirant par le nez et en soufflant par la bouche. Seule la cage thoracique se mobilise. Puis faites une respiration abdominale : fermez les yeux, expirez à fond pour bien vider les poumons, puis fermez la bouche, inspirez par le nez en gonflant le ventre. C'est le diaphragme qui travaille. La main sur la poitrine ne se soulève pas, c'est celle placée sur le ventre qui monte. Expirez lentement par la bouche en pinçant les lèvres, c'est la même main qui descend. Répétez l'exercice une dizaine de fois.

Pour des jambes plus légères

En position assise, tout en respirant par le ventre, massez la voûte plantaire d'un pied avec le dessus de l'autre pied. Ce simple petit frottement de 30 secondes par pied diminue la pression sanguine et améliore le retour veineux[28].

Pour la détente

En position allongée sur le dos, une main sur le ventre, une main sur la poitrine : laissez monter le ventre sur l'inspiration en répétant « je me détends » (en haut, sur la poitrine, rien ne se passe). Expirez profondément et répétez-vous « je me relaxe ». Le ventre descend sur l'expiration qui doit être plus longue, entre 10 et 15 secondes (au minimum deux fois le temps de la phase d'inspiration).

Pour la détoxification

En position assise, fermez les yeux, les mains sur l'abdomen. Inspirez par le nez et expirez par le nez ou la bouche, ressentez l'air inspiré (plus frais et plus sec), la sensation de l'air expiré (plus chaud et plus humide). Petit à petit, les cycles inspirations/expirations doivent s'allonger avec des expirations de plus en plus poussées. Vos capacités respiratoires et détoxifiantes s'améliorent.

Muscler son périnée

Le périnée est un muscle, et comme tous les muscles, il est indispensable de l'entretenir tout au long de son existence. Son intégrité est essentielle pour prévenir les fuites urinaires, la descente d'organes ou préserver le plaisir sexuel. Ces maux tabous entraînent une perte de confiance en soi, la peur d'aller à la rencontre de l'autre, parfois une dépression… une spirale pourtant facilement évitable et qui peut changer la vie.

LE SOUTIEN DES ORGANES

Le périnée, appelé aussi «plancher pelvien», est un ensemble de muscles situé dans le bas du bassin. Chez la femme, il soutient la vessie et l'utérus, enserre les muscles du rectum et du vagin, les sphincters de l'urètre et de l'anus. C'est une sorte de hamac tendu entre le pubis et le coccyx. Chez l'homme, il soutient aussi les organes génitaux. On peut facilement localiser le périnée, il suffit de faire comme si l'on retenait son urine ou un gaz (ou comme si l'on tentait de rapprocher les parois du vagin chez la femme).
Les femmes sont fragilisées à deux périodes clés de leur existence, l'accouchement et la ménopause, les hommes, suite à une hypertrophie de la prostate ou une chirurgie de la prostate, la pratique intensive de sport ou une activité professionnelle qui exige de porter de façon régulière et répétitive des charges lourdes; l'obésité peut être un facteur favorisant pour les deux sexes.

LES PROBLÈMES LIÉS À UN PÉRINÉE FAIBLE

Le plus connu est le risque de fuites urinaires qui touche aussi bien les femmes que les hommes. Elles se manifestent à la suite d'un effort important ou répétitif: charge trop lourde, toux, rire, éternuement, danse, jogging ou tennis, etc.; certaines positions pendant l'amour (spécifiques à chacun) peuvent aussi favoriser les fuites sur un périnée relâché. En cause, un mauvais verrouillage des muscles du périnée qui maintiennent la vessie fermée. La rééducation (15 séances minimum) par un kinésithérapeute spécialisé devient indispensable afin d'apprendre à « verrouiller » son muscle en situation d'effort et acquérir des réflexes adaptés. En cas d'échec, il faudra envisager une petite chirurgie.

Le plus redouté est celui de la descente d'organes qui touche seulement les femmes. L'affaissement des muscles du périnée entraîne avec lui les organes environnants, parfois le vagin, la vessie et même une partie du rectum. Là encore, le traitement consiste à muscler le périnée grâce à une bonne rééducation. Quelques semaines ou quelques mois après le traitement, la sexualité redevient normale.

Le plus appréhendé est celui de la diminution du plaisir sexuel. Un périnée relâché peut aboutir à une diminution des sensations, voire une impossibilité à atteindre l'orgasme. L'absence de rapports sexuels peut aussi, des mois ou des années après déclencher un début d'incontinence. À l'inverse,

Testez votre périnée

- Avez-vous des fuites urinaires ?
- Vos mictions sont-elles fréquentes (plus de 7 à 8 par jour) ?
- Ressentez-vous une sensation de pesanteur dans le bas-ventre ?
- Lors de l'acte sexuel, avez-vous une sensation de béance (le vagin qui ne serre pas) ?
- Avez-vous des difficultés à atteindre à l'orgasme ?
- Entendez-vous des bruits d'air en vous levant, en vous asseyant ou en marchant ?
- Après un bain ou après la piscine, l'eau s'écoule-t-elle systématiquement de votre vagin ?

Si vous avez répondu oui à toutes ces questions, si en plus vous avez eu un gros bébé ou que vous avez accouché par césarienne et si vous vous approchez de la ménopause, cela laisse présager un périnée hypotonique qu'il va falloir remuscler. Consultez un kinésithérapeute périnéologue ou une sage-femme.

un périnée bien musclé chez les femmes entraîne une augmentation des sensations sexuelles. Pour certaines, le plaisir vient même du noyau fibreux central du périnée, la région comprise entre le vagin et l'anus qui s'étend sur 3 à 4 cm de long. Pour les hommes, un périnée bien musclé est tout aussi essentiel, il majore les sensations sexuelles, permet de garder le contrôle de l'érection et empêche l'éjaculation précoce (elle-même source d'angoisse et de frustration dans le couple).

Concrètement...

Pour les femmes

- Entraînez votre périnée au quotidien (en vous lavant les dents, dans les transports en commun, en montant les escaliers, à la machine à café, debout, assise...) Baissez les épaules, faites comme si vous portiez une couronne sur la tête, serrez les omoplates, rentrez le ventre. Attention à bien étirer le dos, sans accentuer la courbure. Contractez comme si vous reteniez vos urines ou un gaz. Tenez 6 à 8 secondes et relâchez en prenant votre temps, puis recommencez une dizaine de mouvements.
- L'application gratuite téléchargeable *Mon coach périnée*, basée sur la méthode Pilates, vous propose des exercices quotidiens et des vidéos qui évoluent en fonction de l'intensité choisie. Elle peut vous envoyer des notifications (sur smartphone, Androïd et iPhone).
- Les boules de geishas (vendues dans les sex-shops ou sur Internet) favorisent l'entraînement : contracter les muscles périnéaux les fait monter ou descendre de manière alternative, créant un va-et-vient intravaginal. Avec le double avantage de renforcer visiblement la tonicité musculaire et de générer des sensations agréables immédiatement, ou ultérieurement au cours de l'acte sexuel (sensations amplifiées grâce à l'entraînement).

Pour les hommes

Il suffit de contracter les muscles autour de l'anus, comme pour retenir des gaz. Ce mouvement devrait entraîner dans la foulée une remontée du pénis voire une légère érection. Une fois que vous avez identifié les bons muscles, faites-les travailler régulièrement pour les tonifier. Tenez la contraction 5 secondes, puis relâchez et attendez quelques secondes et répétez l'exercice une dizaine de fois. Augmentez progressivement la durée de contraction et le nombre de répétitions avec l'entraînement. Une amélioration nette devrait être obtenue au bout de quelques semaines à raison d'une trentaine de répétitions quotidiennes.

Pour tous

- Dans la journée, pensez à activer votre périnée de manière automatique à certaines occasions. Vous portez une charge, vous verrouillez ; vous éternuez, vous toussez, vous serrez. Si par périodes, vous sentez des petites fuites, tous les jours exercez-vous davantage. Si vous ne constatez pas d'amélioration (au bout de quelques semaines), consultez.
- Si vous avez le moindre doute sur le mouvement à effectuer, consultez.
- Sur http://www.laboutiqueduperinee.com, des conseils de gymnastique périnéale, un blog, des vidéos.
- Sur les toilettes, une astuce efficace pour adopter une position physiologique du périnée et prévenir la constipation : jambes bien écartées, rehaussez vos pieds, de manière à avoir les cuisses au-dessus de l'abdomen. Il suffit pour cela d'utiliser un rehausseur (voire un petit tabouret) sur laquelle vous prendrez appui. Penchez le tronc légèrement en avant, cela viendra tout seul. Si vous soufflez l'air en rentrant le ventre, les sphincters s'ouvriront de manière physiologique, la miction ou les selles descendront.
- Évitez les mouvements toxiques. Surtout pas de « stop-pipi » qui consiste à interrompre le début de sa miction. Une fois de temps en temps pour tester votre périnée, ça va encore. Mais systématiquement, c'est déconseillé sous peine de conserver des urines résiduelles, avec un risque bien réel d'infection.
- Attention aux abdos ! Ciseaux, pédalages, relevés de buste (épaules contre genoux) sont une catastrophe pour le périnée (et le dos). Préférez le travail des abdos par les muscles transverses, en profondeur de l'abdomen. Rentrez le ventre comme si votre nombril allait toucher la colonne (vous pouvez faire ça dans n'importe quelle position). Expirez profondément, en apnée.
- Avec un périnée fragile, les sports de saut sont à éviter, jogging, tennis, volley, saut à la corde, abdos. En revanche la marche rapide, la natation, la gym au sol, les sports de glisse ne posent pas de problème.

CHAPITRE 6

Dormir pour se reconstruire

Nous passons un tiers de notre vie à dormir ! Cela peut sembler excessif. Pourtant le sommeil est une activité à part entière, une nécessité absolue pour l'espèce humaine. Quand nous dormons, et surtout si nous dormons bien, nous réparons quantité de désordres dans notre organisme, nous explorons des zones inconnues de notre cerveau grâce aux rêves, nous réglons des conflits intérieurs, nous résolvons des problèmes…

Le sommeil est tellement actif qu'il en deviendrait presque fatigant !

Savoir dormir est aussi essentiel que savoir manger et bouger. Cela participe de la connaissance de soi-même et donc du pouvoir que l'on a de guérir et d'éviter certaines maladies.

Gérer ses nuits nécessite de connaître son quota de sommeil, de savoir insérer la sieste dans son quotidien si besoin, et de savoir préserver son sommeil. Car celui-ci est une aptitude fragile que les événements extérieurs, les conflits, et l'avancée en âge peuvent dérégler à tout moment.

L'introduction des hypnotiques n'est pas à proscrire si elle est faite sous contrôle médical sur une courte durée. Le but est de retrouver un équilibre et de savoir décrocher de cette aide temporaire.

Et puis, par des mécanismes assez étonnants, le sommeil, s'il est perturbé, peut être un facteur de risque de certaines maladies.

Dormir bien et suffisamment

Nous dormons 1 h 30 de moins qu'il y a cinquante ans. Temps gagné ? Pas si sûr ! Nous sommes génétiquement programmés pour un certain quota de sommeil, mais nous sommes tous différents et notre propre sommeil évolue au fil du temps. Pourquoi dormir fait-il du bien ? Pourquoi dormir insuffisamment est-il nocif ? Combien de temps faut-il dormir au juste ? Ces questionnements sont l'une des clés de voûte de la santé.

LES VERTUS DU SOMMEIL

Le sommeil occupe un tiers de notre temps. Il permet de récupérer ses forces physiques et psychiques. Pendant que nous dormons, la synthèse de protéines et les divisions cellulaires augmentent pour mieux réparer ou renouveler les tissus, les hormones comme l'hormone de croissance sont sécrétées (durant la phase de sommeil lent profond prépondérant en début de nuit), ce qui permet de développer ses os, ses muscles ou de réparer les fibres musculaires. Mais c'est aussi le système immunitaire qui est renforcé pour mieux répondre au stress ou aux agressions extérieures. Moins on dort (déficit chronique de sommeil), plus le risque d'infection augmente. Une étude anglo-saxonne publiée en 2012 révèle encore que la privation régulière de sommeil entraîne un syndrome inflammatoire susceptible de provoquer à son tour hypertension, obésité, cancers…

Et puis le sommeil et le rêve sont indispensables pour que le cerveau « digère » ce qui s'est passé au cours de la journée. La nuit, de nouveaux réseaux neuronaux sont produits, les connexions existantes sont renforcées, les informations emmagasinées dans la journée triées et réorganisées, la mémoire stimulée, l'oubli facilité avec l'élimination des réseaux neuronaux parasites.

Plusieurs raisons peuvent expliquer la mauvaise qualité du sommeil, les maladies, surtout quand elles sont douloureuses, la dépression, les apnées du sommeil avec ronflements qui s'installent vers la cinquantaine (ou après la ménopause chez les femmes), les micro-éveils dont on n'a pas conscience à cause d'impatiences au niveau des jambes (syndrome des jambes sans repos).

LE MÉCANISME DE L'ENDORMISSEMENT

Au réveil, l'organisme fabrique des substances hypnogènes (adénosine notamment) qui s'accumulent au long de la journée et qui se comportent comme des toxines que l'organisme doit éliminer au cours du sommeil. « C'est la combinaison de la baisse de la température corporelle et l'accumulation de substances hypnogènes qui incite le cerveau à envoyer des signaux de sommeil pour indiquer qu'il est temps d'aller se coucher, explique le Dr Sylvie Royant-Parola, psychiatre et spécialiste du sommeil. Les systèmes d'éveil se désactivent et les systèmes de sommeil s'activent. »

Au matin, le réveil est spontané et sans douleur lorsqu'on a dormi suffisamment. Un pic de cortisol, l'hormone du stress, survient peu avant le lever et prépare l'éveil. La température augmente progressivement. Le réveil survient habituellement en phase de sommeil léger (stade 1 et 2) ou en sommeil paradoxal (celui des rêves), voilà pourquoi le matin, on peut se souvenir de ses rêves.

LES CONSÉQUENCES D'UN MANQUE DE SOMMEIL

Un déficit en sommeil entraîne des cernes au matin, bien sûr, mais surtout une fatigue, des difficultés de concentration, une irritabilité, des troubles de la mémoire, voire de la somnolence au volant (première cause d'accident sur autoroute). 17 % des Français âgés de 25 ans à 45 ans accumulent chaque nuit, une dette de sommeil induisant à la clé des problèmes de stress, de concentration, d'humeur, de mémorisation[29]. En cas de privation de sommeil substantielle – 1 heure de moins régulièrement – le métabolisme des graisses est affecté et le risque de surpoids ou d'obésité augmenté, le métabolisme des sucres est lui aussi perturbé, ce qui favorise les états prédiabétiques.

Par ailleurs, les nuits trop courtes retentissent sur le système cardiovasculaire (battements du cœur accélérés, tension artérielle instable) avec augmentation du risque d'infarctus et d'accident vasculaire cérébral. On constate également des troubles gastro-intestinaux, davantage d'infections virales, des problèmes de dépression, des maux de tête… Enfin dormir trop peu amplifie les processus inflammatoires qui, eux-mêmes, sont impliqués dans les maladies chroniques.

Un ronflement peut devenir dangereux

Quand l'air inspiré par le nez franchit un orifice rétréci, il y a ronflement. La langue grossit avec la prise de poids, le voile du palais vibre comme une voile au vent, surtout après une prise d'alcool ou après une grande fatigue. Tout cela provoque un rétrécissement du passage de l'air.

Mais chez les ronfleurs souffrant de syndrome d'apnée du sommeil (SAS), la respiration s'arrête pendant 30 secondes ou plus plusieurs fois par nuit (parfois trois cent à quatre cent fois). Pendant tout ce temps et avant qu'un grand appel d'air débloque le passage, le cerveau manque d'oxygène, le cœur s'accélère pour compenser et la tension artérielle monte. Le risque de maladie coronarienne est multiplié par cinq, celui d'accident vasculaire cérébral par deux à trois. Quasiment une personne sur deux souffrant d'hypertension artérielle souffre aussi du SAS. Ce chiffre bondit à 80 % lorsque la personne hypertendue recourt à 3 ou 4 médicaments pour abaisser sa tension artérielle.

Par ailleurs, le lien entre le syndrome d'apnée du sommeil et le diabète est avéré (une personne diabétique de type 2 sur trois souffre de SAS) de même que le lien entre obésité et SAS (40 % des obèses souffrent d'apnée du sommeil). L'hypothèse admise est que le SAS perturberait la sécrétion d'hormones impliquées dans la satiété. Du coup, la personne mangerait davantage, ce qui la ferait grossir, aggravant ainsi son SAS. Un cercle vicieux s'installe, puisque même le risque de dépression augmente.

On rappelle la conséquence la plus évidente du SAS : le sommeil est morcelé. Cela entraîne fatigue et somnolence pendant la journée, troubles de l'attention (quarante fois plus de risques de somnolence sur le poste de travail), troubles de la mémorisation et risque d'accident sur la route (multiplié par trois).

Heureusement, ces complications diminuent nettement avec une prise en charge adaptée. D'où l'intérêt de reconnaître son trouble le plus tôt possible pour pouvoir le traiter.

LES CONSÉQUENCES D'UN EXCÈS DE SOMMEIL

Dormir trop de manière chronique n'est pas plus recommandé que de dormir trop peu. Une étude publiée en 2015 par des chercheurs de l'université de Warwick révèle que les longs dormeurs (plus de 8 heures par nuit) ont un risque de mortalité augmenté de 30 % par rapport à ceux qui dorment entre 6 heures et 8 heures. Selon les chercheurs, l'excès de sommeil serait surtout un risque pour les malades, le sommeil de plus longue durée pouvant être la cause mais aussi « la conséquence ou un simple marqueur d'une mauvaise santé ». Certaines maladies comme le syndrome de Pickwick (somnolence diurne et obésité) témoignent d'un dérèglement au niveau de certaines structures cérébrales.

LA BONNE DURÉE DU SOMMEIL

Les **bébés** passent plus de 12 heures sur 24 à dormir. Rapidement, ils descendent à 10 heures par nuit ; à l'adolescence, le sommeil se stabilise vers 9 heures en moyenne, mais ce dernier est menacé. En trente ans, les adolescents ont perdu entre 2 et 3 heures de sommeil par nuit[30].

Au fil des années, chez l'**adulte**, le sommeil a tendance à être plus court (1 heure de moins en moyenne), plus léger avec globalement plus d'éveils et moins de sommeil profond. Il devient plus difficile de s'endormir et de maintenir son sommeil. On peut alors avoir un sentiment de sommeil fractionné qui entraîne le besoin d'une sieste.

La durée du sommeil chez l'homme est une moyenne qui s'inscrit dans une courbe de Gauss (en forme de cloche) : 80 % des humains dorment entre 6 et 8 heures par nuit, 15 % sont de gros dormeurs (9-10 heures) sans que cela soit forcément anormal **s'ils sont en bonne santé**, et 5 % de petits dormeurs (4-5 heures) sans que cela ait de conséquence si tout va bien par ailleurs et que ce n'est pas le fait d'un changement brutal ou progressif (sur des semaines ou des mois). La bonne durée du sommeil est celle où on se réveille en forme le lendemain. Elle est en partie programmée dans nos gènes.

DES RITUELS POUR VOUS ENDORMIR

Chez les enfants, la question ne se pose pas : le rituel du soir (chanson, doudou, lumière tamisée…) est la porte d'entrée vers le repos. Chez l'adulte, c'est exactement pareil, les habitudes favorisent le sommeil et la sécrétion des substances hypnogènes, véritables somnifères naturels. Chambouler ces rituels ouvre la porte à l'insomnie et aux conséquences qui en découlent. Les rituels ont pour fonction d'indiquer à l'organisme que l'heure de dormir est venue et de mettre en route les processus biologiques d'endormissement. Le rituel est personnel (tisane, lavage des dents, lecture…). Ce qui compte, c'est de l'avoir identifié comme tel et de le mettre en place chaque soir.

- Vous pouvez avoir un impact direct sur l'endormissement. Le soir, graduez vos activités et passez progressivement à des occupations de plus en plus calmes. Évitez les films stressants qui favorisent la libération d'adrénaline (hormone de l'éveil et du stress), ne travaillez pas sur des dossiers difficiles, résistez à la lecture de vos mails et préférez la lecture, le piano, le tricot, les mots croisés. En fait, n'importe quelle activité apaisante que vous aimez, afin d'activer dans votre cerveau le « circuit de la récompense ».
- Adonnez-vous aux tisanes aux vertus hypnotiques, camomille, valériane, etc., sachant que certains ne devront pas en abuser au risque de se lever la nuit pour aller aux toilettes.

Si vous ruminez le soir avant de vous endormir

- **Les trois bonheurs par jour.** Mettez sur votre table de nuit un carnet et notez-y tous les soirs avant de vous endormir les trois moments de plaisir de votre journée. Cette action est un dérivatif naturel aux émotions négatives source d'insomnie.
- **La « respiration carrée ».** Inspirez en comptant jusqu'à quatre, faites une pause en comptant jusqu'à quatre, expirez en comptant jusqu'à 4, faites une pause en comptant jusqu'à quatre. Poursuivez en comptant les carrés. Le fait de compter et de vous concentrer sur votre respiration vous évitera de ruminer vos problèmes.

- Attendez d'avoir envie de dormir. Soyez à l'écoute des signaux envoyés par votre corps (bâillements, yeux qui piquent, paupières qui se ferment) et couchez-vous pour attraper « le train du sommeil ». Juste avant de passer au lit, établissez le noir le plus complet possible, en occultant les LED lumineux des appareils qui brillent dans la nuit, perturbent le sommeil et la sécrétion de mélatonine.
- La température de la chambre aérée doit se situer entre 18 et 20 °C.

Concrètement...

En l'absence de fatigue, de somnolence et de difficultés de concentration ou d'attention, pas de souci à vous faire. Le fait d'avoir envie d'une petite sieste d'un quart d'heure dans la journée n'a rien d'alarmant si celle-ci vous permet de récupérer et vous procure un sentiment de bien-être. En revanche, en cas d'insomnie et de fatigue persistantes (plus de 3 mois), parlez-en à votre médecin traitant. Si vos rythmes du sommeil se modifient, si vous vous mettez soudain à dormir beaucoup moins ou beaucoup plus, c'est un signal d'alarme, peut être le témoin d'une dégradation de votre état de santé (dépression, apnée du sommeil, *burn out* professionnel...).

Pensez aux objets connectés, ils sont de plus en plus nombreux à prendre soin de vos nuits (des lampes connectées dont la lumière varie au cours de la journée favorisant l'endormissement et l'éveil, des capteurs intelligents à glisser sous le matelas qui délivrent des informations détaillées sur la qualité du sommeil et reliés à des applications Android et IOS).

Évitez les retardateurs du sommeil

- Il faudra choisir entre la cigarette et le sommeil si vous êtes insomniaque : la nicotine du tabac est un excitant du système nerveux central, responsable d'un sommeil plus léger et morcelé.
- Environ 1 heure à 1 h 30 avant de dormir, évitez les ordinateurs, smartphones, tablettes et autres : la lumière bleue qu'ils émettent de manière invisible inhibe la sécrétion de mélatonine, l'hormone du sommeil.
- Faites un dîner léger. Les repas gras et riches mobilisent la digestion, augmentent la température corporelle et stockent le tout en graisses. Privilégiez au cours du repas une ration modeste de sucres lents à index glycémique bas (pâtes complètes al dente, quinoa, riz sauvage ou riz brun, boulgour, sarrasin...). Ils délivrent de l'énergie jusqu'au petit matin, de manière lente et continue, et favorisent la libération de sérotonine, aux vertus tranquillisantes. Limitez les

protéines qui entraînent une concentration sanguine plus élevée de tyrosine, précurseur de la dopamine, un neurotransmetteur lui-même associé à l'activité motrice et à l'agitation.

- Si vous êtes sensible à la caféine, limitez café, thé ou cola, et n'en prenez plus après 15 h.
- Pas de bain chaud le soir, mais seulement une douche tiède, car l'augmentation de la température corporelle nuit à l'endormissement.
- Pas de sport violent le soir, car cela élève la température corporelle.
- En cas de voisin ronfleur, enfilez des bouchons d'oreilles protecteurs. Les bruits intenses ou inhabituels provoquent une accélération du rythme cardiaque et retardent la venue du sommeil.

Modifiez certaines habitudes

- **Si vous ne parvenez pas à vous endormir,** relevez-vous, faites autre chose pour vous calmer et recouchez-vous uniquement lorsque vous aurez sommeil.
- **Si vous vous avez un sommeil morcelé (réveils répétés au milieu de la nuit),** mieux vaut envisager un coucher plus tardif et un réveil plus précoce, pour que le temps de sommeil corresponde le plus possible au temps passé au lit à dormir. Selon la spécialiste du sommeil, le Dr Sylvie Royant-Parola, « l'important est que vous teniez suffisamment longtemps pour que la privation de sommeil partielle permette d'augmenter le niveau des substances hypnogènes sécrétées par le cerveau. Au bout de trois à six semaines, votre sommeil s'améliorera et s'installera de nouveau de manière continue, à condition que vous respectiez scrupuleusement le protocole. Surtout pas d'intermittence, vos efforts seraient réduits à néant ».
- **Si vous ne voulez plus vous coucher avec les poules (tôt) et vous lever avec le coq (tôt aussi),** pratiquez un sport le soir (gymnastique, rameur, vélo) ou utilisez une lumière forte (lampe de photothérapie pendant 30 minutes vers 22 h). Votre réveil sera également décalé et vous vous lèverez un peu moins tôt.

Préparez le sommeil du lendemain

- Au réveil, respectez autant que possible les mêmes horaires, y compris le week-end (à 30 minutes près).
- Le matin, adonnez-vous à toutes les activités qui éclairent et qui échauffent : douche chaude, activité physique, promenade en plein air...

- **Si vous êtes un couche-tard et que vous souhaitez avancer l'horaire de votre sommeil,** marchez 1 heure le matin à la lumière du jour en été ou, mieux encore, pratiquez de l'exercice physique soutenu (jogging) pour vous resynchroniser. L'hiver, utilisez le matin une lampe de photothérapie (30 minutes minimum) en prenant votre petit-déjeuner ou durant la toilette. (Attention, si vous le faites en fin de matinée, la lampe n'aura plus d'effet sur votre horaire d'endormissement.)

Les bienfaits de la sieste

En Chine, depuis Mao, la sieste est un droit inscrit dans la Constitution ; et au Japon, le quart d'heure de repos est obligatoire dans certaines entreprises qui ont vu là un moyen d'augmenter la concentration et la productivité au travail. Mais alors, pourquoi certaines personnes se sentent-elles régénérées par cette pause salutaire, et d'autres, au contraire, en sortent-elles « dans le brouillard » ? Une question de dose, de sensibilité particulière et de rythmes déréglés, comme on va le voir.

LA SIESTE, UNE PAUSE AU MILIEU DE L'ÉVEIL

Entre 13 h et 15 h, l'être humain est programmé pour la somnolence : l'attention décline, les paupières se ferment, les bâillements surviennent, une langueur s'empare du corps tout entier, les battements cardiaques diminuent, la fréquence respiratoire aussi. Tout cela est majoré par les repas gras et alcoolisés. Cercle vicieux : plus on mange, plus on digère, et plus on a besoin

Les vertus de la sieste chez l'enfant

De 1 à 4 ans, parfois même jusqu'à 6 ans, la plupart des enfants ont besoin de 13 à 14 heures de sommeil, dont 1 à 2 heures de sieste dans la journée. Celle-ci est un sommeil lent qui permet de gommer la fatigue physique de la matinée et de fabriquer des anticorps (impliqués dans la défense de l'organisme) et des hormones (dont l'hormone de croissance). La sieste permet aussi le renouvellement des cellules du corps, la réparation des organes et la fabrication des protéines.
Si l'enfant ne dort pas une fois de temps en temps pour aller au spectacle ou participer à une fête de famille, ce n'est pas un drame. Mais à son âge, il a particulièrement besoin de régularité et de repères.

d'afflux de sang au niveau digestif. Résultat, le sang diminue partout ailleurs et surtout au niveau des muscles et du cerveau. En outre, cette « somnolence postprandiale » correspond à un pic d'accidents au travail et au volant. D'où l'intérêt de la sieste.
Enfin, tout comme le sommeil, la sieste renforce elle aussi les défenses immunitaires et baisse la tension artérielle.

Concrètement...

- Préférez une sieste courte. Dormir entre 5 et 20 minutes semble être l'idéal : c'est le temps de fermer les yeux, de faire le vide en vous, éventuellement de vous laisser happer par le sommeil et de resurgir aussitôt. Cette brève incursion dans les deux premiers stades du sommeil lent dit « léger » permet le lâcher-prise et n'aura pas d'impact sur le sommeil nocturne.
- Au-delà de 30 minutes de sommeil, vous vous dirigez vers les phases de sommeil profond avec le risque de vous réveiller vaseux et des conséquences pour votre sommeil de nocturne, qui peut en être perturbé (nuit plus courte ou entrecoupée de plus longs éveils).
- La sieste de 90 minutes, le temps d'un cycle complet, n'est bénéfique que si elle est occasionnelle, par exemple en cas de nuit écourtée, de décalage horaire ou de grande fatigue (maladie).
- La sieste après 17 h est formellement déconseillée aux insomniaques.
- La sieste flash est devenue légendaire grâce au peintre Salvador Dalí. Assis sur son fauteuil, tête penchée en arrière, bras pendant à l'extérieur du fauteuil sur le côté, clé en main, il avait disposé une assiette retournée. Lorsque la clé tombait, le bruit le réveillait et il se relevait, parfaitement « rechargé ». Pour réussir votre sieste flash, installez-vous au calme, avec peu de lumière, yeux clos, faites une promenade mentale dans un lieu apaisant que vous aimez, puis ressortez-en, revenez petit à petit à la réalité en vous étirant longuement. Souriez à la fin de votre sieste. Quand vous souriez (ou riez), vous ralentissez votre rythme cardiaque et abaissez votre taux de cortisol, l'hormone du stress (prouvé par des études).

Décrocher des tranquillisants

Un mois pour l'insomnie, trois mois pour l'anxiété, c'est la durée maximum indiquée pour prendre des tranquillisants. Au-delà, on devient dépendant ! Pourtant, on a besoin de dormir et de ne plus être angoissé. Il faut donc bien trouver des solutions pour instaurer un équilibre durable et satisfaisant.

UN EFFET DE DÉPENDANCE

Après plusieurs mois de traitement, on ne prend plus les tranquillisants pour leur effet, mais parce qu'on en est devenu dépendant. Cela explique les préconisations des autorités de santé. Sans entrer dans les mécanismes intimes et pharmacologiques compliqués des psychotropes dans le cerveau, les tranquillisants et en particulier les benzodiazépines « anesthésient » progressivement le cerveau et altèrent la vigilance, la créativité, la motivation et la mémoire (surtout s'ils sont associés avec de l'alcool). Certaines molécules à élimination lente sont à l'origine de sérieux problèmes de somnolence dans la journée et de vertiges. Par ailleurs, il suffit parfois de ¼ de comprimé de tranquillisant pris à 19 h pour multiplier par deux le nombre des apnées du sommeil et leur durée, lesquelles augmentent le risque d'infarctus, d'hypertension et de troubles métaboliques. Quant aux molécules à demi-vie longue (élimination sur plusieurs semaines), elles s'accumulent et entraînent trois à quatre fois plus de fractures de col du fémur chez les personnes âgées, notamment lors des levers nocturnes.

Le sommeil sous somnifère n'est vraiment efficace et récupérateur que pendant deux ou trois semaines maximum. Au-delà, l'effet s'épuise, avec en prime des troubles de la mémoire. Des enregistrements pratiqués en laboratoire pendant la nuit démontrent que le sommeil sous hypnotique est ponctué de nombreux réveils. Avec un sommeil plus naturel, on dort parfois moins longtemps, mais on se réveille plus en forme et les capacités de concentration augmentent. « Le seul usage bénéfique de ces traitements se situe dans le contexte d'une insomnie réactionnelle (événement heureux, malheureux ou particulièrement stressant) et pour une période très courte », assure le professeur Bernard Bégaud, pharmacologue.

Concrètement…

Demandez-vous d'abord si vous avez toujours besoin de somnifères ou de tranquillisants, ou si vous ne les prenez pas par habitude ou parce que vous avez peur de ne pas dormir. Parlez-en à votre médecin. Si vous devez décrocher ou que vous décidez de le faire, il existe de nombreuses solutions.

Instaurez d'abord une hygiène des rythmes

Bannissez la grasse matinée pour créer une petite dette de sommeil et couchez-vous le plus tard possible. Mettez en place des rituels simples d'endormissement pendant deux à trois semaines. C'est seulement alors que les autres méthodes seront pleinement efficaces, associées ou en relais.

Ensuite, démarrez le sevrage

Une fois l'hygiène des rythmes instaurée, il vous suffit de diminuer très progressivement les doses de somnifères, puis d'espacer les prises. Les récepteurs du cerveau seront progressivement désensibilisés, sans trop d'effets liés au sevrage (insomnie, éveils nocturnes, angoisse).

Un placebo « maison »

Vous pouvez acheter en pharmacie des gélules vides que vous remplirez de sucre en poudre, de farine ou d'aspartame, puis vous glisserez dans la moitié des gélules le fameux ¼ de comprimé restant. Il reste à mélanger les gélules et à en prendre une au hasard chaque soir. Le but de la manœuvre : supprimer l'effet psychologique de la crainte de ne pas avoir sa dose d'hypnotique, crainte qui à elle seule peut générer l'insomnie. Le mois suivant, passez à une gélule sur trois contenant le quart de comprimé, puis une gélule sur quatre, et ainsi de suite, tous les mois.

Le sevrage brutal est sans danger, certes au prix de quelques nuits d'insomnie successives, mais au bout de huit jours le corps finit par l'accepter et sécrète à nouveau des substances hypnotiques naturelles. C'est rude, mais pas impossible.

La méthode douce est moins douloureuse mais parfois beaucoup plus longue. Il s'agit cette fois de supprimer ¼ de comprimé tous les quinze jours, voire toutes les trois semaines. Vous pouvez aussi prendre ¾ de comprimé un soir et 1 le lendemain si vous souhaitez que la transition soit encore plus douce. Ainsi de 15 jours en 15 jours, vous parviendrez à ¼ de comprimé. Là, soit vous continuez, avec l'alternance ¼ de comprimé/0 comprimé un jour sur deux ; soit vous butez et vous restez plusieurs mois à ¼ de comprimé. Un stratagème peut vous aider à franchir la dernière marche, le placebo, à confectionner vous-même, comme le préconise le psychiatre Patrick Lemoine, spécialiste du sommeil.

Quelques techniques complémentaires

- La méditation, le yoga, la remémoration de pensées ou d'émotions agréables ou encore de simples exercices de respiration juste après le coucher vous aideront à diminuer les hormones du stress tandis que la dopamine et la sérotonine aux vertus tranquillisantes augmenteront, avec une détente facilitatrice du sommeil et régulatrice de l'anxiété. En pratique : inspirez lentement et amplement en 5 secondes, la poitrine se soulève, expirez en 5 secondes, la poitrine s'abaisse. Dans l'idéal, répétez trois fois par jour ces exercices respiratoires, le matin et à la mi-journée aussi. Pour vous aider, téléchargez des applications gratuites sur votre smartphone (voir p. 132).
- Pour le dîner, privilégiez l'apport de sucres lents à index glycémique bas (légumes secs comme les lentilles ou petits pois, pâtes complètes al dente, quinoa, riz sauvage ou riz brun, boulgour, sarrasin...). Vous favoriserez la libération de sérotonine relaxante.
- Le magnésium est un atout supplémentaire, car il active la libération de mélatonine, l'hormone du sommeil et la sérotonine, l'hormone de la récompense. On en trouve naturellement dans certaines eaux minérales ou aliments (voir p. 28). Mais c'est dans les compléments alimentaires que le magnésium est plus concentré et plus efficace.
- Usez et abusez de tisanes de passiflore, aubépine, marjolaine, tilleul ou verveine, éventuellement arrosées d'une pointe de fleur d'oranger aussi bien pour le goût que l'effet calmant.
- La valériane soulage l'anxiété, l'angoisse et les troubles du sommeil, sans risque d'accoutumance ni de toxicité. Consommez-la en tisane : 1 cuillerée à café par tasse d'eau froide, à lais-

ser infuser 1 heure environ et buvez-la chaude, le soir au coucher. En décoction : faites bouillir 40 g de racines séchées dans 1 litre d'eau pendant 20 minutes. Filtrez et buvez après les repas.

- L'homéopathie aidera les plus anxieux avec des substances comme le *Gelsémium*, *Ignatia*, *Kalium phosphoricum* ou *Coffea cruda*...

DEUXIÈME PARTIE

Se protéger et se soigner, ça se décide

CHAPITRE 7

Se protéger, pour soi et pour les autres

La protection de soi passe par le choix d'un médecin traitant. Car avoir un médecin traitant, c'est bénéficier d'une mémoire attentive et d'une expertise, à condition de laisser au praticien le soin de regrouper les données, de les relier pour faire émerger leur cohérence et leur donner du sens. Chaque épisode (maladie, dépistage, suivi thérapeutique, etc.) s'inscrit dans une durée dont le médecin est le témoin et le gardien.

Le suivi médical s'impose encore plus lorsque survient une maladie grave ou une maladie chronique. On doit rencontrer divers spécialistes et cette « parcellisation » de la santé rend le parcours de soins complexe, d'où l'intérêt d'un grand coordinateur.

La protection de soi passe aussi par une attention à son corps. L'hygiène corporelle, c'est un peu le soubassement de l'hygiène de vie tout court, ses fondations, « un esprit sain dans un corps sain ».

Enfin, la vaccination est un autre élément de la protection de soi. Si une certaine méfiance des vaccins s'est instaurée depuis le milieu des années 1980, les risques encourus, parfois indéniables, sont incomparablement moins importants que ceux de la maladie elle-même. La variole mortelle est éradiquée, la poliomyélite quasiment enrayée. La rougeole, première cause de maladie infantile dans le monde, qui avait disparu en Occident, refait surface par manque de vaccination. Quand on se vaccine, on se protège soi, mais on protège aussi son entourage, puisqu'on ne peut plus lui transmettre la maladie. Acte égoïste et altruiste à la fois, solidaire et citoyen.

Avoir confiance en son médecin : un vrai médicament !

La relation thérapeutique entre le médecin et son patient repose sur un échange sincère, une transparence nécessaire, une écoute active et une bienveillance mutuelle. Les études montrent que plus on a confiance en son médecin, mieux on respecte l'ordonnance et plus le traitement réussit. Chacun y joue son rôle et y trouve son compte.

LE « COLLOQUE SINGULIER »

Entre le médecin et le patient se noue une relation qu'on appelle le « colloque singulier » et au cours duquel le patient va confier au médecin des éléments intimes, voire secrets, de sa vie. La profondeur et la qualité de cet échange ne peuvent s'effectuer de façon optimale sans une confiance réciproque. « La médecine n'est pas une science, elle est un art dont l'un des outils est la science », écrivait Georges Canguilhem, médecin et philosophe. La nuance est importante, car le corps et l'esprit humain ne nous sont encore que partiellement connus et nous n'en comprenons qu'une partie infinitésimale. C'est là que le terme « diagnostic », littéralement « discerner à travers », prend tout son sens. Quand le médecin diagnostique une angine, par exemple, il confronte les symptômes décrits à son observation, complétée éventuellement par un test permettant de savoir si la cause est bactérienne ou virale – de là dépendra la prescription ou non d'antibiotiques. Son diagnostic est théoriquement certain. Pourtant, il peut exister des incertitudes sur la cause exacte (l'étiologie) de cette angine (angine à streptocoques, rubéole, mononucléose infectieuse, herpangine, angine de Vincent, etc.).

LA STRATÉGIE THÉRAPEUTIQUE

Elle se limite à quatre possibilités : le médecin soupçonne une cause probable et il donnera un traitement dirigé contre cette cause (traitement étiologique) ; il ne connaît pas la cause et il donnera un traitement destiné à soulager les seuls symptômes (traitement symptomatique) ; il émet une hypothèse qui sera vérifiée si le traitement est efficace (traitement d'épreuve) ; enfin, il donne un traitement préventif destiné à éviter que la maladie apparaisse.

LA PLACE DES EXAMENS COMPLÉMENTAIRES

Pour certains diagnostics aussi courants que l'appendicite, le médecin ne parle plus de diagnostic, mais d'hypothèse diagnostique. En effet, ce sont les examens complémentaires (prise de sang, échographie, voire scanner dans les cas compliqués) qui poseront effectivement le diagnostic. Il restera toutefois une marge d'incertitude (dans la moitié des cas, l'appendice retiré par le chirurgien est normal !).

UNE QUESTION DE CONFIANCE

Le médecin n'a que des certitudes limitées. Pourtant, le fait qu'il puisse ne pas réussir à poser un diagnostic, voire se tromper, n'a jamais empêché personne de consulter et de guérir quand même – la maladie guérissant spontanément ! La confiance du patient envers son médecin est donc le préalable à la relation thérapeutique.

Pour le médecin, c'est pareil. Il admet *a priori* pour vrai tout ce que son patient lui confie, même si c'est incomplet, voire faux. La relation de confiance est donc réciproque.

L'EFFET PLACEBO

Arme essentielle du médecin, l'effet placebo est la capacité d'autoguérison du patient, indépendamment du traitement instauré, uniquement en raison de sa confiance dans la parole du médecin et dans le traitement qu'il lui prescrit. Cet effet est évalué à 30 %, parfois plus, selon « l'art » du médecin. Dans *Le Mystère du placebo*[31], le psychiatre Patrick Lemoine cite des chiffres édifiants : un médecin persuasif et chaleureux peut faire baisser l'acidité gastrique de 18 % chez son malade atteint d'ulcère grâce à un simple placebo, alors qu'un médecin « mal perçu » peut faire augmenter cette même acidité gastrique de 12 %, toujours avec le même placebo. Les urgentistes savent bien qu'il y a des médecins qui soulagent et d'autres pas, malgré des protocoles thérapeutiques identiques.

Concrètement…

Faites confiance d'emblée à votre médecin. L'expérience vous dira si vous avez eu raison ou non. On ne parle pas d'une confiance aveugle, comme si le médecin était un être omniscient – ce qu'il n'est pas –, mais d'une attitude confiante, qui consiste à accepter son avis, ses conseils et sa stratégie thérapeutique, sans le mettre a priori en doute.

Cette confiance a certes des limites, soit parce que le médecin n'a pas su être convaincant, soit parce que le traitement proposé ne se révèle pas efficace, soit parce que des éléments complémentaires apportent la preuve que le diagnostic était erroné.

La difficulté sur laquelle il vous faudra savoir passer – si vous décidez de consulter le même médecin – est de lui conserver votre confiance à l'avenir. Un médecin est un allié, pas un adversaire, ne l'oubliez pas !

Un suivi régulier pour les maladies chroniques

Une maladie chronique, c'est une épée de Damoclès au-dessus de la tête. Elle peut s'aggraver, se compliquer ou décompenser. Un suivi régulier permet d'éviter ces évolutions défavorables. Le médecin n'est pas seul dans cette aventure : le patient est le premier « gestionnaire » de sa maladie. Une véritable collaboration commence…

C'EST QUOI, UNE MALADIE CHRONIQUE ?

Une maladie chronique est une affection qui s'est installée progressivement ou à la suite d'un épisode aigu, et qui se réveille par poussées sur un fond plus ou moins traînant. Certaines sont dormantes mais potentiellement mortelles de façon brutale, d'où l'intérêt de repérer les signes d'alerte (voir p. 26). D'autres, non mortelles mais plus ou moins graves, se dégradent avec des symptômes persistants, parfois ponctués de complications ou d'aggravations soudaines.
Les maladies chroniques sont nombreuses, elles peuvent toucher tous les organes, toutes les fonctions et tous les âges de la vie.

LES MALADIES QUI SE DÉGRADENT

Sources d'accidents aigus et d'altération des fonctions vitales de l'organisme, elles nécessitent un suivi médical rigoureux pour éviter des complications. La connaissance des signes d'alerte est une nécessité en ce cas.

LES MALADIES CARDIOVASCULAIRES

L'inflammation des vaisseaux qui nourrissent le cœur et les organes nobles du corps provoque des rétrécissements dans les artères qui peuvent progressivement se boucher. L'angine de poitrine, l'hypertension artérielle, les accidents vasculaires cérébraux, l'artérite, sont les manifestations les plus fréquentes de cette altération de la circulation artérielle.

LE DIABÈTE

À lui seul, le mauvais fonctionnement du pancréas est responsable de complications cardiaques, nerveuses, oculaires et cérébrales, pour ne citer que les principales.

LES MALADIES RESPIRATOIRES

Dues à une atteinte du tissu pulmonaire et/ou des bronches, ces maladies, comme l'asthme, la BPCO et l'emphysème, exposent à l'insuffisance respiratoire chronique et aux infections pulmonaires sévères.

LES DÉFICITS IMMUNITAIRES

Ils entraînent une faiblesse de l'organisme qui peine à lutter contre les infections. Le sida, avec son risque d'infections opportunistes graves (toxoplasmose cérébrale, tuberculose, etc.) est l'une des grandes causes qui nécessite un suivi régulier aussi bien en parallèle de la trithérapie qu'en cas de charge virale indétectable. Les maladies sanguines provoquent un effondrement des défenses immunitaires (leucémie, aplasie).

LES MALADIES AUTO-IMMUNES

Elles font partie des maladies au long cours qui peuvent altérer divers organes nobles.

LES MALADIES INFLAMMATOIRES

L'inflammation (voir p. 42) est l'un des processus pathologique majeur qui peut atteindre la totalité des organes, depuis les articulations jusqu'au cerveau.

LES CANCERS

Depuis l'avènement de traitements anticancéreux performants et du dépistage précoce des tumeurs, le pronostic du cancer s'est considérablement amélioré. Mais cela n'est possible que grâce à une autovigilance et aux consultations régulières avec le médecin traitant ou le cancérologue.

LES MALADIES À DÉCOMPENSATION BRUTALE

Globalement, on peut les répartir en cinq catégories :

- **les maladies cardiovasculaires** dues à une altération globale des fonctions cardiaques et circulatoires ;
- **les accidents vasculaires** : un vaisseau se bouche et l'organe qu'il vascularise en souffre aussitôt ;
- **les insuffisances respiratoires majeures**, dues à des maladies comme la BPCO, l'emphysème, les suites d'un cancer du poumon ;
- **les insuffisances rénales sévères**, qui menacent d'arrêt cardiaque ;
- **les infections massives et sévères** qui se répandent dans la circulation (les septicémies) et menacent l'organisme tout entier.

Mais il existe de nombreux autres processus pathologiques qui dépendent de chaque organe (les troubles de la coagulation, les maladies neurologiques, les maladies endocriniennes, etc.).

Pour le reste, si on y réfléchit bien, mourir brutalement quand on est porteur d'une maladie chronique n'est pas chose facile et il n'existe pas beaucoup de scénarios. Parmi les explications qui peuvent être à l'origine de ces morts brutales : l'erreur diagnostique, le retard au diagnostic, l'absence de diagnostic. Heureusement nous disposons en France d'un numéro de téléphone, le 15 pour tout problème urgent.

Concrètement...

Dès lors qu'un processus pathologique aboutit à une maladie chronique, le suivi régulier par votre médecin traitant (voir p. 159) est la clef pour prévenir ou retarder les complications, vivre de longues années en menant une vie quasiment normale.

Sans être obsessionnel, observez-vous. Tout nouveau signe qui dure ou qui vous inquiète doit vous inciter à consulter votre médecin traitant.

Attention, danger !

Selon vos fragilités personnelles, ayez en tête les signes d'alerte les plus sérieux et communiquez-les à votre entourage proche. Ils exigent d'appeler le 15 sans tarder.

- L'infarctus : douleur brutale dans la poitrine, gêne respiratoire avec sueurs froides et malaises.
- Les troubles du rythme cardiaque : palpitations, perte de connaissance.
- Les accidents vasculaires : altération brutale de la vision, faiblesse ou paralysie d'un bras ou d'une jambe, bouche « de travers », perte de connaissance soudaine, trouble brutal de la parole.
- Les insuffisances respiratoires majeures comme la BPCO, l'emphysème, les suites d'un cancer du poumon : gêne respiratoire brutale ou massive avec sueurs froides.
- Les insuffisances rénales sévères : diminution très importante du volume des urines, avec fatigue importante et malaises.
- Les infections massives et sévères qui se répandent dans la circulation (les septicémies) : fièvre élevée avec frissons, tremblements et importante altération de l'état général.

L'hygiène, pilier de votre santé

Une bonne hygiène vise à maintenir la propreté du corps pour s'assurer une bonne santé. Mais le mieux étant l'ennemi du bien, elle doit être pratiquée avec juste mesure sous peine d'entraîner des maladies. N'oublions pas que notre corps abrite des légions de bactéries bénéfiques et qu'en les décimant systématiquement on peut ouvrir la voie à des germes plus dangereux.

UNE DOUCHE TOUS LES JOURS

La douche quotidienne élimine d'abord la sueur, le sébum et la saleté accumulée à la surface de la peau, mais aussi les germes et les impuretés. Son bénéfice ne s'arrête pourtant pas là, car elle détend ou stimule, elle scande le temps. C'est un rituel nécessaire, équilibrant psychiquement, indispensable physiologiquement, la toilette limite le risque d'infection. Certains points stratégiques sont à surveiller, la bouche, les mains, les pieds, les zones intimes… Pour les femmes comme pour les hommes.

LES DENTS : DEUX FOIS PAR JOUR

Une bonne hygiène bucco-dentaire permet de maintenir l'équilibre de la flore buccale, les bonnes bactéries, favorables à la santé de la bouche neutralisant les mauvaises. Des dents ou des gencives altérées sont une porte d'entrée royale pour les infections (cardiaques, pulmonaires, ostéo-articulaires…). Il ne s'agit donc pas seulement d'avoir des dents blanches et un joli sourire, mais de préserver une bonne santé !

À partir de 50 ans, l'hygiène de la bouche doit être renforcée. Chez la femme, la période de la ménopause s'accompagne de modifications hormonales ayant des répercussions sur les gencives, plus fines et plus vulnérables. Les saignements qui peuvent se produire lors du brossage ne doivent pas

empêcher ou limiter le nombre de brossages quotidiens, bien au contraire. Plus l'hygiène sera parfaite, moins les gencives saigneront par la suite. Dans le cas contraire, le risque est que les dents, même saines, finissent par se déchausser.
Chez l'homme comme chez la femme, plus l'âge avance, plus il faut veiller à l'état de la denture, à celui des gencives ou à l'usure des prothèses. Pas de mastication valable en dessous de vingt dents fonctionnelles, bien en contact entre elles. Bien mâcher évite les sensations de pesanteur, les ballonnements et douleurs ou, chez les personnes âgées, le risque de dénutrition.

LES MAINS ET LES PIEDS

Le lavage des mains est l'étape la plus cruciale pour éviter la transmission des germes (80 % des microbes se transmettent par les mains[32]). L'OMS en a fait un slogan : « Sauvez des vies : lavez-vous les mains. » Normal, elles traînent partout, sur les banquettes du métro, les tables des bistrots, la lunette des toilettes, les aliments, les fluides corporels. Au contact de ces différentes surfaces ou matières, elles transportent des germes invisibles (staphylocoques, virus, parasites, salmonelles, *Helicobacter pylori*...). Une personne touche sa bouche avec ses mains en moyenne deux fois par heure, les enfants beaucoup plus. Se laver les mains avant de s'alimenter ou après avoir été aux toilettes réduit de 20 % au moins les infections respiratoires et digestives.
Quant aux pieds, ils nous portent toute la journée. Enfermés les deux tiers du temps dans des chaussures, ils sont de ce fait plus sensibles aux petits bobos et aux infections, aux douleurs et troubles statiques qui peuvent avoir des répercussions globales sur la statique et donc sur le reste du corps. Pour les personnes diabétiques ou âgées, les soins du pied vont bien au-delà du simple confort, ils sont la garantie de rester autonome et d'éviter les infections graves.

L'HYGIÈNE INTIME

Chez les femmes, l'hygiène intime est une nécessité mais elle ne doit pas devenir une obsession. La flore qui vit dans le vagin est une véritable armée qui occupe le terrain et prévient la prolifération de germes dangereux. Une hygiène trop décapante décime la flore et ouvre la porte aux infections. Se laver une fois par jour, c'est la recommandation des spécialistes, deux passe encore, trois, c'est trop. Les toilettes rapprochées de la vulve (savon, eau, voire antiseptiques) détruisent le film lipidique protecteur. D'où des irritations. Quant aux douches vaginales, elles détruisent la flore vaginale et favorisent le développement des germes nocifs avec pour conséquence cystites, mycoses et vaginoses. Par ailleurs, elles diminuent la glaire fabriquée par le col de l'utérus, dont le rôle est d'aider à l'ascension des spermatozoïdes, ce qui diminue la fertilité.
Sauf prescription médicale pour raison précise, l'utilisation de produits antiseptiques et antibactériens de manière habituelle est nocive. Quant aux parfums et déodorants intimes, ils sont déconseillés.

Se protéger des UV

Le soleil provoque un vieillissement accéléré de la peau et enclenche des processus de réparation qui peuvent dégénérer en tumeurs cancéreuses. Quand les yeux sont exposés aux UV sans protection, c'est la vue qui est menacée avec notamment un risque accru de cataracte ou de DMLA (dégénérescence maculaire liée à l'âge). Le soleil est donc un ennemi… mais il fait aussi du bien (moral, squelette, libido). Tout est question d'équilibre une fois encore, il faut en profiter sans en abuser.

LES RISQUES DU SOLEIL

Sur la peau, les UV provoquent un vieillissement prématuré, une dilatation des vaisseaux, un teint terne et brouillé (surtout si on fume), un desséchement progressif, une perte d'élasticité, l'apparition de rides et de taches brunes (taches de vieillesse) ou blanches. Ce photovieillissement est prédominant sur les zones exposées au soleil, le visage, le cou, le décolleté, les mains, les bras et les jambes. Au-delà de 40 ans, tout se conjugue : soleil, tabac, auquel s'ajoute le vieillissement hormonal pour les femmes. Les rides sont profondes, les poches sous les yeux (d'origine génétique) marquées, et la couperose s'installe. Mais le risque majeur est le cancer de la peau : le carcinome (70 000 cas par an en France), qui se soigne bien mais laisse des cicatrices, et le mélanome (1 000 cas par an), beaucoup plus grave, car il dissémine rapidement des métastases dans tout le corps. Le risque est d'autant plus important qu'on a reçu des coups de soleil dans l'enfance et qu'on a la peau claire.

Les yeux sont tout aussi fragiles : outre les coups de soleil sur les paupières, les conjonctivites et les kératites chroniques (atteintes de la cornée), le cristallin trop exposé aux UV peut s'opacifier cinq à dix ans plus tôt (cataracte) et le risque de dégénérescence maculaire liée à l'âge (DMLA) est augmenté. Cette altération du centre de la rétine empêche la lecture et l'écriture, elle est donc très invalidante et peut bouleverser une fin de vie.

Concrètement…

Protégez vos enfants

- N'exposez pas les bébés de moins d'un an au soleil. Leur peau, plus fine et encore immature, n'est pas suffisamment armée pour se défendre contre les effets des rayonnements UV, avec un risque aggravé plus tard de mélanome.
- Évitez d'exposer les petits aux heures les plus chaudes (entre midi et 16 h). Pour le reste de la journée, la meilleure protection reste le tee-shirt. Appliquez sur le reste de la peau, une crème solaire haute protection, sans oublier de protéger la nuque, les oreilles et les tempes.
- Mettez à votre enfant des lunettes couvrantes aux normes CE. Mais surtout pas de lunettes de pacotille ! Sous l'effet du verre ou du plastique teinté, la pupille se dilate au soleil, laissant passer encore plus d'UV néfastes vers la rétine ! Avant 1 an, 90 % des UVA et plus de 50 % des UVB parviennent à la rétine. Jusqu'à 13 ans, ce sont encore 60 % des UVA et 25 % des UVB qui traversent le cristallin. Un chapeau à larges bords ou une casquette sont nécessaires. Pour en savoir plus, consulter le site de l'Association nationale pour l'amélioration de la vue (www.asnav.org).

Surveillez vos grains de beauté

Faites régulièrement l'examen complet de votre peau et de vos grains de beauté pour repérer d'éventuelles modifications ou l'apparition de taches noires. Demandez à votre entourage de regarder les zones inaccessibles (dos, crâne, etc.). La règle de l'ABCDE vous permet de repérer vous-même les grains de beauté suspects.

- **A pour asymétrie :** la plupart des mélanomes sont asymétriques.
- **B pour bordure :** si la tache se découpe comme une « carte de géographie » avec des irrégularités nombreuses, c'est à vérifier.
- **C pour couleur :** méfiez-vous des associations brun-rose, beige-noir, brun-rouge, etc.
- **D pour diamètre :** attention à la tache si son diamètre est supérieur à 6 mm.
- **E pour évolution :** si le grain grossit ou change d'aspect (rugosité, couleur, etc.), c'est un signe à faire vérifier au plus vite par un dermatologue.

Protégez-vous

Votre peau est moins fragile que celles de vos enfants, mais si vous avez la peau claire, les cheveux blonds ou roux et les yeux clairs, avec de nombreux grains de beauté, vous avez un profil à risque. Les conseils précédents valent donc aussi pour vous. Une remarque sur les crèmes solaires. Elles n'empêchent pas de bronzer, mais de « cuire » ! Donc vous ne pèlerez pas, votre bronzage sera plus durable, et vous serez protégé. Renouvelez votre crème solaire toutes les 2 heures, avec une protection adaptée à votre type de peau. Continuez d'appliquer de la crème, même si vous êtes bronzé(e), cela limitera le risque de dégâts cellulaires.

Ne négligez pas les lunettes de soleil et n'oubliez pas que les UV traversent les nuages et que l'eau ou le sable augmentent la réverbération.

Et le soleil en conserve ?

À part le traitement du vitiligo et du psoriasis, on ne peut que vous conseiller de fuir les cabines de bronzage et les UV artificiels, tout aussi nocifs. En septembre 2015, le Sénat a même décidé d'interdire les cabines de bronzage artificiel d'ici à 2017, mesure qui a peu de chance d'être appliquée, mais qui a le mérite d'alerter sur les dangers de cette pratique !

IST : les reconnaître et s'en protéger

Les infections sexuellement transmissibles (IST) sont des infections contagieuses qui se transmettent entre hommes et femmes ou personnes de même sexe par contact sexuel. Autrefois, on parlait de MST, ce qui sous-entendait qu'il y avait maladie, donc symptômes ; cela ne prenait pas en compte les infections transmises sans signes apparents, à l'insu de celui qui les portait, d'où le changement d'appellation. Il existe un moyen de prévenir les IST : le préservatif !

LES IDÉES FAUSSES SUR LE PRÉSERVATIF

Bien des idées reçues traînent sur le préservatif qui empêchent son utilisation sereine. À 20 ans comme à 50, que l'on soit novice ou pétri d'expérience, on se voit mal (re)commencer à utiliser le latex. On craint beaucoup de choses, entre autres :

- la perte de l'érection. Cette peur s'évanouit avec l'entraînement, et le préservatif aide même parfois à maintenir l'érection ;
- la perte du plaisir. Certes, le contact peau à peau est supprimé et les sensations sont différentes. « Mais au bout d'une vingtaine de rapports sexuels, on finit par intégrer le préservatif dans son schéma corporel, assure le Dr Sylvain Mimoun, gynécologue, andrologue et sexologue. Il faut juste de la régularité : si le préservatif n'est utilisé qu'une fois de temps en temps, le réflexe conditionné ne se met pas en place et l'homme continue de se référer à son ancien schéma corporel. »
- la perte de spontanéité, voire de « romantisme ». C'est le prix à payer pour que, le jour suivant, la peur ne succède pas à la volupté. Et puis l'usage du préservatif n'a qu'un temps !

LES PRATIQUES LES PLUS À RISQUES

Les pratiques potentiellement risquées sont la sodomie, la pénétration vaginale, mais aussi la fellation (qui est une forme de pénétration). Pour minimiser le risque au cours de la fellation, mieux vaut éviter de se brosser les dents juste avant, cela fragilise la gencive, favorise les saignements et permet plus facilement le passage du HIV. Il existe des modèles de préservatifs non lubrifiés plus agréables pour cette pratique et des produits parfumés.

LES SIGNES D'ALERTE DES IST

Voici les signes qui doivent alerter et inciter à consulter son médecin[33].

- **Les lésions de la vulve**: rouge, irritée et gonflée, souvent, accompagnée de brûlures et démangeaisons; avec des petites ulcérations ou plaies parfois indolores (on peut les observer avec un miroir); des verrues parfois très nombreuses qui poussent très vite; des pertes vaginales anormales (abondance, couleur, odeur).
- **Les lésions du pénis**: zone rouge irritée et gonflée, souvent avec brûlures et démangeaisons; petites ulcérations ou plaies parfois indolores; verrues

La question du temps

À part la blennorragie, dont vous pouvez être sûr que la contamination est récente, la plupart des germes transmis par contact sexuel peuvent avoir été attrapés des semaines, des mois, voire des années auparavant, et se manifester tardivement. C'est le cas des papillomavirus, parfois rencontrés à l'adolescence et qui déclenchent chez la femme des lésions précancéreuses cinq, dix ou vingt ans plus tard. C'est vrai aussi pour les infections à chlamydiae ou l'herpès, qui peuvent évoluer sans le moindre symptôme pendant des années. 60 % des personnes qui découvrent un herpès génital ne savent pas comment elles l'ont attrapé, ni quand, ni comment, ni avec qui. Ce qui est bon à savoir pour ne pas déclencher des «crises» dans le couple, chacun s'accusant mutuellement d'infidélité.

parfois très nombreuses qui poussent très vite ; écoulements spontanés par la verge (pus).

- **Les signes urinaires** : des brûlures en urinant, envie plus fréquente d'uriner.
- **Les signes au niveau de l'anus** : lésions, écoulements de sang, etc.
- **Les signes d'infection de l'utérus et des trompes** : douleurs pendant les rapports ; douleurs du bas-ventre inhabituelles ou sensation de lourdeur ; saignements anormaux en dehors des règles ; fièvre.

Concrètement...

- Avec un nouveau partenaire, utilisez un préservatif. Même si c'est contraignant, voire moins sensuel, c'est indispensable, car beaucoup d'IST sont inapparentes, au point que vous-même pouvez transmettre une maladie sans le savoir. Certaines IST guérissent toutes seules au bout de quelques jours, mais d'autres peuvent réapparaître des années plus tard avec des complications (stérilité, cancer du col de l'utérus...), l'infection ayant évolué silencieusement.
- Tout signe après un rapport non protégé avec un nouveau partenaire, nécessite donc de consulter. Voyez votre médecin traitant, votre gynécologue, ou tout médecin (dispensaire, centre antivénérien, centre de dépistage anonyme et gratuit (CDAG), hôpital, service de dermatologie ou d'infectiologie, etc.)
- Mieux vaut continuer d'utiliser le préservatif les premiers temps de la relation, et ne l'abandonner que lorsqu'une relation « durable » s'est installée dans votre couple, avec une confiance réciproque. Chacun doit alors effectuer un test de dépistage du HIV et des autres IST pour se lancer sans protection sur des bases saines.

Le vaccin : se protéger et protéger les autres

Par définition, les vaccins sont des traitements préventifs pour éviter de contracter une maladie aux conséquences potentiellement graves. Se vacciner est un acte citoyen : on se protège et on protège son entourage, puisqu'on limite la propagation du germe. Pourtant, les vaccins suscitent la crainte. Peur motivée ou fantasme ?

Le vaccin contre l'hépatite B a été incriminé dans la survenue de la sclérose en plaques ; outre-Manche, le vaccin ROR (rougeole-oreillons-rubéole) a été suspecté de provoquer l'autisme[34] ; la vaccination anti-grippe A/H1N1 a été rendue responsable du syndrome de Guillain-Barré, une maladie neurologique grave[35], de même que le vaccin anti-papillomavirus a été accusé de provoquer des troubles graves[36] ; plus proche de nous, en 2015, la pétition « anti-vaccin » du Pr Henri Joyeux a reçu des centaines de milliers de signatures. Une chose est sûre : notre société perd confiance dans les vaccins, y compris les vaccins infantiles. Si les « anti-vaccins » purs et durs restent encore peu nombreux (2 à 3 %), il s'y ajoute désormais un nouveau courant : les jeunes parents, souvent urbains et diplômés, qui hésitent à faire vacciner leurs enfants.

LE PRINCIPE DES VACCINS

La vaccination consiste à inoculer dans l'organisme un germe rendu inoffensif. Celui-ci va alors stimuler les défenses immunitaires et inciter l'organisme à fabriquer des anticorps pour éliminer l'intrus. Le corps va mémoriser la réaction à développer pour se défendre et il protégera de la maladie si le germe se présente à nouveau. Il existe plusieurs types de vaccins.

- Les vaccins **à partir de bactéries ou de virus vivants inactivés ou atténués** (BCG contre la tuberculose, ROR, vaccin contre la varicelle…). Ils ont perdu leur virulence, mais induisent la fabrication d'anticorps par l'organisme.

La protection est rapide et de longue durée au prix d'un faible risque infectieux. Ces vaccins sont donc déconseillés pour les personnes affaiblies (infection au VIH, leucémie...)

- Les vaccins **à partir de germes tués** : les germes sont inactivés par la chaleur ou par traitement chimique comme le formaldéhyde (vaccin contre la poliomyélite). Ils peuvent entraîner des petits effets secondaires (fièvre, douleur). Aucun rapport avec l'ancien vaccin anticoqueluche à germe entier qui n'est plus utilisé en France et qui a pu causer quelques cas d'encéphalite restés dans l'inconscient collectif.
- Les vaccins **à partir de fragments de microbes purifiés par génie génétique** : ces vaccins synthétiques utilisent seulement la partie immunisante des microbes tout en éliminant la partie infectante. Pour accroître leur pouvoir d'immunisation, ces vaccins contiennent des adjuvants. Ce sont eux qui peuvent être à l'origine d'effets secondaires. Plusieurs injections et rappels sont nécessaires pour induire une immunité sur le long terme.
- Les vaccins **à partir de toxines détoxifiées** (ou anatoxines) : ici ce n'est pas le germe qui provoque la réaction immunitaire, mais la toxine qu'il libère dans l'organisme (vaccin contre le tétanos ou la diphtérie).

LES SUBSTANCES QUI FONT PEUR

LES SELS D'ALUMINIUM

La plupart des adjuvants vaccinaux ont été élaborés depuis les années 1920 avec des sels d'aluminium. Leur utilisation, très large depuis plus de 90 ans, a montré leur bonne tolérance, et il n'existe aujourd'hui aucun consensus scientifique sur leur toxicité, selon un rapport du Haut Comité de la santé publique publié en 2013. D'autres adjuvants ont été testés, mais ils sont moins efficaces, voire dangereux.

LE FORMALDÉHYDE

Retrouvé dans beaucoup de vaccins dits inactivés, il sert à tuer les germes entiers du vaccin. Ainsi la réaction immunitaire existe sans provoquer la

maladie. Comme l'écrit le pédiatre Marc Pillot[37], contre argumentant point par point la pétition du Pr Henri Joyeux: «Il faut savoir que le corps humain produit lui-même du formaldéhyde et élimine très rapidement tout excédent. D'ailleurs, nous en mangeons quotidiennement avec nos fruits et légumes: il y a deux cents à trois cents fois plus de formaldéhyde dans une poire que dans un vaccin!»
La Société française de pédiatrie a condamné[38] les différentes actions de désinformation menées contre la vaccination qui a induit chez les parents une peur irraisonnée.

LE SQUALÈNE

Incriminé dans le vaccin antigrippe A/H1N1, il pourrait être responsable – sans preuve formelle à ce jour – des cas de narcolepsie (envie de dormir brutale et incontrôlable) rencontrés après la vaccination chez les enfants, adolescents et jeunes adultes. Selon la revue de l'Inserm, *Science & Santé*, ce risque serait multiplié par 6,5 pour les moins de 18 ans et 4,7 pour les adultes. 60 personnes ont été concernées en France sur 6 millions de vaccinés. Un risque faible dont il reste à comprendre l'origine, squalène ou pas.

LA QUESTION DU RAPPORT BÉNÉFICE/RISQUE

Tous les médicaments présentent des risques d'effets indésirables, car ce sont des substances étrangères à l'organisme. La particularité des vaccins, c'est qu'il s'agit bien de se prémunir d'une maladie qu'on n'a pas. Il est donc plus difficile d'accepter le moindre effet indésirable. Cela pose le problème du rapport bénéfice/risque. Dans la société actuelle des pays riches, ce qui a changé, c'est bien l'idée du risque zéro et du principe de précaution. On accepte les bénéfices des traitements, mais pas leurs risques.

QUELS SONT LES VRAIS RISQUES DES VACCINS ?

Tous les vaccins à des degrés divers présentent un risque minime avec des signes bénins: rougeur au point d'injection, petite fièvre, courbatures.

La sclérose en plaques est autrement plus sérieuse. Mais sa survenue liée à la vaccination est-elle prouvée ? Depuis 2001, aucune étude n'a pu prouver ce risque pour le vaccin contre l'hépatite B. Quant au vaccin contre le papillomavirus, une étude préliminaire de surveillance de l'incidence des maladies auto-immunes, menée par l'Agence nationale de sécurité du médicament (ANSM) et portant sur une cohorte de jeunes filles nées entre 1992 et 1996, n'a pas montré d'augmentation de l'incidence des maladies auto-immunes ni plus particulièrement de sclérose en plaques après une vaccination.
Quant au ROR, il a été disculpé dès 1990 par la National Academy of Sciences (États-Unis) et le National Health Service du Royaume-Uni pour son implication dans les cas d'autisme.

LES BÉNÉFICES RÉELS DES VACCINS

Les campagnes de vaccination dans le monde ont sauvé des millions de vies : l'Organisation mondiale de la santé (OMS) estime ainsi que 2 à 3 millions de décès par la diphtérie, le tétanos, la coqueluche et la rougeole sont évités chaque année.
Mais on sait aussi que des efforts restent à faire : entre 1990 et 2013, 223 millions d'enfants sont morts avant leur cinquième anniversaire de maladies évitables notamment par la vaccination.
En France, la prévention contre la rougeole (habituellement incluse dans le vaccin ROR) n'est plus obligatoire. L'Institut de veille sanitaire (INVS) a relevé une flambée épidémique de cette maladie entre 2008 et 2013. Au total, plus de 23 500 cas déclarés ont entraîné 1 500 cas de pneumo-

Et la grippe ?

Certes, l'efficacité du vaccin antigrippal varie d'une année sur l'autre selon les souches et leurs imprévisibles mutations. Toutefois, selon une modélisation INVS, sur la période 2000-2009, en épidémie normale, avec 75 % de vaccinés chez les plus de 65 ans, on éviterait 3 000 décès sur la mortalité hivernale.

pathie grave, 34 formes neurologiques compliquées avec séquelles graves et 10 décès. Même en France, la rougeole peut désormais tuer. Mais cette fois, on peut affirmer avec certitude que le décès survient suite à une absence de vaccination.

Concrètement…

Faites-vous vacciner. Si vous avez des doutes, parlez-en avec votre médecin. Voici la liste des vaccins importants, de l'enfance à l'âge adulte[39]. Et pensez aussi aux rappels.

BCG (tuberculose)

La vaccination contre la tuberculose est recommandée dès la naissance et jusqu'à l'âge de 15 ans chez certains enfants exposés à un risque élevé de tuberculose.

Diphtérie-Tétanos-Poliomyélite (DTP)

Les rappels de l'adulte sont désormais recommandés à âges fixes : 25 ans, 45 ans et 65 ans, puis à 75 ans, 85 ans, etc. (intervalle de dix ans à partir de 65 ans, compte tenu de la baisse de l'immunité due à l'âge).

Coqueluche

Le rappel de la coqueluche se fait à 25 ans. Les futurs parents sont particulièrement concernés, car la vaccination protège les nourrissons de moins de 3 mois que l'on ne peut pas encore vacciner ; la vaccination sera à nouveau recommandée à l'entourage des nourrissons à l'occasion d'une nouvelle grossesse, si le dernier rappel coqueluche date de plus de dix ans.

Hépatite B

La vaccination des nourrissons débute à l'âge de 2 mois. Si la vaccination n'a pas été effectuée au cours de la première année de vie, elle peut être réalisée jusqu'à 15 ans inclus. À partir de 16 ans, elle est recommandée uniquement chez les personnes exposées au risque d'hépatite B.

Pneumocoque

La vaccination des nourrissons débute à l'âge de 2 mois. Au-delà de 24 mois, cette vaccination est recommandée dans des situations particulières.

Une adresse pour vous guider

Le site de l'Inpes (inpes.santepubliquefrance.fr) met à jour tous les ans un calendrier vaccinal, qui liste les vaccinations recommandées en France, ainsi que les rappels à effectuer.

Méningocoque C

La vaccination est recommandée aux enfants âgés de 12 mois avec un rattrapage jusqu'à l'âge de 24 ans inclus.

Rougeole-oreillons-rubéole (ROR)

La vaccination est recommandée pour tous les enfants à l'âge de 12 mois avec une deuxième dose entre 16 et 18 mois. Pour les personnes nées à partir de 1980, être à jour signifie avoir eu deux doses du vaccin.

Papillomavirus humain (HPV)

La vaccination est recommandée chez les jeunes filles âgées de 11 à 14 ans avec un rattrapage jusqu'à 19 ans révolus.

Grippe

La vaccination est recommandée chaque année pour les personnes à risque, y compris les enfants à partir de 6 mois, les femmes enceintes et pour toutes les personnes âgées de 65 ans.

CHAPITRE 8

Se surveiller, mais avec bienveillance

«Je me surveille!» Il y a dans cette phrase une étrangeté latente, comme si une partie de soi, raisonnable, passait son temps à observer et à contraindre l'autre partie, hors de contrôle.

Alors on se surveille en suivant les conseils de prévention: on surveille sa tension, son cholestérol, sa prostate, ses seins; on effectue consciencieusement les check-up recommandés; on se soumet aux dépistages demandés. Et lorsqu'on ouvre l'enveloppe qui contient les résultats, ce n'est pas sans une certaine appréhension face à ce qu'on risque de découvrir. Mais on peut tout aussi bien décider de faire l'autruche ou d'effectuer des analyses au petit bonheur la chance. Sans virer à l'hypocondrie, l'autovigilance est pourtant nécessaire. Elle protège des risques qui menacent chacun et se multiplient après la quarantaine.

Surveillance devrait rimer avec «bienveillance» – pour ne pas voir notre corps comme un réservoir de cancers potentiels – et avec confiance – bilans et statistiques sont à relativiser et il vaut mieux en laisser l'interprétation au médecin qui les décode dans un contexte global, celui de toute l'histoire médicale de son patient.

Tension : ne pas dépasser 14/9

L'hypertension est un facteur de risque pour nombre de maladies, mais c'est aussi une maladie en soi : celle de la paroi des artères. Depuis peu, elle détient même le triste record de la première cause de mortalité dans le monde, avant même le tabac, avec 10 millions de morts par an[40]. Au-delà de 14/9 de tension, le risque d'accident vasculaire cérébral est multiplié par sept, celui d'infarctus du myocarde par trois et d'insuffisance cardiaque par quatre. De plus en plus de patients menacés par des poussées d'hypertension se surveillent avec des objets connectés, un moyen astucieux d'optimiser la surveillance.

LA TENSION ARTÉRIELLE, QU'EST-CE QUE C'EST ?

Le cœur est un muscle qui se contracte environ soixante-dix fois par minute et propulse le sang dans les artères pour apporter nutriments et oxygène aux différents organes. En circulant, le sang exerce une pression sur la paroi des artères, c'est ce qu'on appelle la tension. Quand le cœur expulse le sang, la pression est maximale, c'est la **pression systolique**. Ensuite, le cœur se relâche pour aspirer le sang venu des veines, la pression diminue dans les artères, on parle de **pression diastolique**.

Cette pression se mesure à l'aide d'un tensiomètre et s'exprime en millimètres de mercure (mm Hg) ou, plus habituellement en France, en centimètres de mercure (cmHg). L'idéal se situe entre 12/7 cmHg et 13/8 cmHg, que l'on soit un homme ou une femme. Au-delà de 70 ans, le chiffre du haut, celui la tension systolique, a tendance à augmenter un peu : c'est normal, car les vaisseaux se rigidifient.

Des fluctuations au cours de la journée sont habituelles et ne doivent pas inquiéter : il suffit d'avaler un café, un verre d'alcool ou d'avoir un peu froid pour que les chiffres s'élèvent ; inversement, la digestion s'accompagne d'une diminution de la tension, tout le sang affluant au niveau de l'estomac et de l'intestin pour ce surcroît de travail.

On parle d'hypertension artérielle (HTA) quand, à plusieurs reprises et quelques semaines d'intervalle, la pression systolique est supérieure à 14 (140 mm de mercure) et la pression diastolique supérieure à 9 (90 mm de mercure).

POURQUOI 14/9 ?

Jusque dans les années 1990, on ne parlait d'hypertension qu'à partir de 16/9,5. Depuis, le seuil d'alerte a été abaissé. Et ce n'est pas pour vendre davantage de médicaments. De nombreuses études ont révélé en effet que 14/9 était le seuil à partir duquel le risque de maladies cardiovasculaires augmentait de façon très importante et qu'il fallait réguler la tension bien avant que les premiers symptômes se déclarent et que les complications ne surviennent. Comme le résume le slogan du Comité français de lutte contre l'hypertension, « soigner ses artères à 60 ans, c'est protéger son cerveau à 80 ». L'étude SPRINT, publiée récemment, tend à montrer qu'un traitement encore plus agressif, qui ramène la tension à 12/8, diminue le risque cardiovasculaire de 43 % et le risque de mortalité globale de 27 %, des chiffres spectaculaires ! Il faudra sans doute des années pour que ces seuils soient intégrés dans les pratiques médicales et recommandations de sociétés savantes, sachant toutefois que plus de médicaments contre la tension, c'est aussi plus d'effets secondaires.

LES CAUSES DE L'HYPERTENSION

90 % des hypertensions n'ont pas de cause précise. Un ensemble de facteurs peuvent toutefois les favoriser : c'est de famille (on est hypertendu de père en fils), c'est à cause de l'alimentation (trop de sel, trop d'alcool…), du mode de vie (trop sédentaire, trop stressant), ou bien c'est juste l'âge qui rend les vaisseaux plus rigides, ou la grossesse qui provoque des poussées hypertensives, voire la prise de certains médicaments (pilule…).

Les 10 % restants sont des causes rares avec des maladies aux noms imprononçables et sur lesquelles la prévention n'a que très peu de prise…

LES TRAITEMENTS

Il n'est jamais trop tard pour se soigner, à deux conditions : un bon suivi médical et un mode de vie plus sain, avec la prise régulière du traitement aux doses prescrites. Le traitement contre l'hypertension est celui d'un facteur de risque qui entre dans la genèse de pathologies comme l'infarctus, l'AVC, l'insuffisance rénale, etc.

On dispose de cinq grandes familles de traitements :

- **les diurétiques**, qui favorisent l'élimination du sel et de l'eau par les reins. Le volume sanguin à pulser dans les artères devient donc moins important, les artères sont alors moins dilatées, la tension diminue.
- **les bêtabloquants**, qui diminuent la force de contraction du cœur et la fréquence cardiaque, et par conséquent diminuent la pression qu'exerce le cœur sur le système artériel.
- **les inhibiteurs calciques**, qui dilatent les artères : il y a donc des voies plus larges pour autant de sang, le cœur a moins besoin de travailler.
- **les inhibiteurs de l'enzyme de conversion (IEC)**, qui ralentissent la fabrication de l'angiotensine, un puissant hypertenseur fabriqué par le rein.
- **les antagonistes de l'angiotensine 2**, qui s'opposent à son action hypertensive.

L'hypertension avance masquée

Au début, on ne sent rien ! Parfois, la poussée de tension va dilater les vaisseaux sous l'effet de l'excès de pression et provoquer des maux de tête, des vertiges, des petits éclairs dans les yeux, des bourdonnements d'oreille. Ces signes passent spontanément comme ils sont venus, c'est pourquoi on découvre le plus souvent l'hypertension par hasard au cours d'une consultation chez le médecin ou d'une visite de médecine du travail, voire d'un bilan de santé.

Moins utilisées, les alphabloquants sont souvent réservées à des situations spécifiques (grossesse, résistance au traitement).

Il n'y a pas de « famille » meilleure qu'une autre. Le cardiologue ou le médecin traitant doit pouvoir jouer sur plusieurs leviers, selon les causes de l'hypertension et les antécédents de la personne. Plusieurs semaines peuvent être nécessaires pour trouver le bon traitement.

Les antihypertenseurs permettent de gagner jusqu'à 3 points de tension. Malheureusement, ça ne marche pas sur tout le monde ! Un patient sur quatre ne répond pas à ces traitements, c'est pourquoi certaines stratégies naturelles peuvent se révéler très utiles pour éviter la prise de médicament, la retarder ou l'alléger.

Concrètement...

Réduisez le sel !

Pour que l'équilibre de l'organisme soit respecté, le sel (voir p. 70) doit rester à une concentration stable dans le sang. Si celle-ci augmente, de l'eau va pénétrer dans les vaisseaux pour le diluer, et donc le volume de sang va augmenter. Plus de sang, donc plus de travail pour le cœur et plus de tension.

Chez les patients qui réduisent leur sel et qui répondent à cette réduction, c'est environ 2 points de gagnés sur la tension, donc la possibilité de passer sans médicaments de 16/9 à 14/9, par exemple.

Perdez 5 % de votre poids

Moins de poids, c'est moins de surface corporelle à irriguer, donc moins de travail réclamé au cœur pour pulser ce sang dans les artères (voir p. 100). La pression artérielle baisse en cas de perte de poids – celle-ci devient d'ailleurs indispensable quand l'indice de masse corporelle (IMC) est supérieur à 30 (25 pour certains).

Limitez l'alcool

Ne dépassez pas 3 verres par jour si vous êtes un homme, 2 si vous êtes une femme (voir p. 63). C'est suffisant pour gagner des points et équilibrer votre tension.

Surveiller sa tension avec les objets connectés

On peut surveiller sa tension avec un tensiomètre connecté à son téléphone portable. Certaines «web-applications» comme Bewell-Check-up permettent une évaluation et un suivi régulier dans le temps. Autant cela est très utile pour les personnes hypertendues dont la tension est mal équilibrée par leur traitement, autant ça l'est moins pour les patients équilibrés en raison du risque de «connectochondrie» liée à cette obsession de surveillance permanente.

Arrêtez de fumer

Le tabac accélère le vieillissement des artères (voir p. 250). Selon la Fédération française de cardiologie : « Chaque cigarette entraîne chez le fumeur une élévation de la pression artérielle durant une période de 20 à 40 minutes, ainsi qu'une augmentation du rythme cardiaque d'environ 40 %, qui usent prématurément le cœur et fragilisent les parois des artères. » Le rétrécissement artériel induit par cette augmentation de la pression peut provoquer des spasmes, c'est-à-dire une fermeture brutale de l'artère qui explique la fulgurance des accidents cardiovasculaires, infarctus ou accidents vasculaires cérébraux chez certaines personnes. Si on est traité pour de l'hypertension artérielle, le fait de continuer à fumer réduit l'efficacité du traitement. C'est un cercle vicieux.

Consommez 5 fruits et légumes tous les jours

Comme l'a montré l'étude Nutrinet Santé[41], les grands consommateurs de fruits et légumes (voir p. 46) ont en moyenne 1 point de tension de moins que les autres. On a pu aussi constater, dans le cadre de l'étude DASH (États-Unis), que les petits consommateurs qui se sont mis à manger 5 portions de fruits et légumes par jour ont baissé leur pression artérielle d'un point. Pour les légumes en conserve, attention à bien les rincer avant de les consommer pour en éliminer le sel.

Pratiquez une activité physique

Si on se met à pratiquer une activité physique sans l'avoir fait auparavant, la pression artérielle peut baisser jusqu'à 3 points, avec une diminution du risque cardiaque, des accidents vasculaires cérébraux ou de l'insuffisance rénale. Selon le Pr Jacques Blacher, il faut, pour que cela fonctionne, que l'activité physique soit régulière (trois fois par semaine) et suffisante (30 à 40 minutes à chaque fois, avec une intensité suffisante).

Le cholestérol : ami ou ennemi ?

Si l'on s'en tient aux recommandations officielles, l'excès de cholestérol serait l'un des facteurs de risque prépondérant des maladies cardiovasculaires. Il faudrait donc tout faire pour équilibrer son cholestérol, accroître le « bon » et diminuer le « mauvais ». Mais depuis quelques années, le sujet est devenu très polémique, certains estimant que le cholestérol intervient bien peu dans cette affaire et que l'abaisser ou pas n'aurait aucune influence sur la diminution de la mortalité. Voici quelques éléments de réponse.

CE QUE DISENT LES CHIFFRES

En France, 20 millions de personnes sont à risque de maladies cardiovasculaires. Ces pathologies sont la seconde cause de mortalité dans notre pays et la première chez les femmes.

Chaque année, 100 000 Français sont atteints par un infarctus du myocarde (dont 13 000 en meurent) et 150 000 par un accident vasculaire cérébral (avec 33 000 décès). Ces chiffres expliquent à eux seuls la nécessité de stratégies préventives et de traitements curatifs.

LE TAUX « NORMAL » DE CHOLESTÉROL

Le taux global de cholestérol à ne pas dépasser était fixé autrefois à 2 g/l. Il est désormais obsolète, même s'il continue de figurer dans les « normes » de certains bilans d'analyse de sang. Les médecins ne raisonnent plus en termes de chiffre, mais de facteurs de risque associés (qui démultiplient le risque de maladie cardiovasculaire).

Le **« bon » cholestérol**, c'est le HDL cholestérol. Il protège les artères en jouant les éboueurs. Accroché à une protéine transporteuse, il capte tout le

cholestérol en excès déposé sur les artères et le conduit vers le foie où il est éliminé ou recyclé.
Le **« mauvais » cholestérol**, c'est le LDL cholestérol. Il quitte le foie vers les tissus où il est capté, et il encrasse les artères quand il est en excès.
Le taux « normal » de cholestérol total, inférieur à 2 g/l, inclut le taux de HDL-C, celui de LDL-C et un cinquième du taux de triglycérides (un autre type de graisses circulant dans le sang).
Le « taux normal » varie selon chaque individu, en fonction de ses facteurs de risque. Selon les recommandations de l'AFSSAPS[42], le taux de LDL-C individuel recommandé varie selon la présence d'autres facteurs de risque cardiovasculaires et il doit être :

- inférieur à 2,20 g/l, pour la personne sans aucun facteur de risque ;
- inférieur à 1,90 g/l pour la personne avec un facteur de risque ;
- inférieur à 1,60 g/l pour la personne avec deux facteurs de risque ;
- inférieur à 1,30 g/l pour la personne avec trois facteurs de risque ou plus ;
- inférieur à 1 g/l pour la personne avec antécédent ou maladie cardiovasculaire ;

Aucun signe visible extérieur ne permet de savoir si l'on a ou non trop de cholestérol. Le seul moyen, c'est la prise de sang réalisée à jeun.

LES FACTEURS DE RISQUE

- L'âge : plus de 60 ans chez la femme et 50 ans ou plus chez l'homme.
- Les antécédents familiaux de maladie coronaire précoce.
- Le tabac : si l'on fume ou que l'on a arrêté depuis moins de trois ans.
- Le diabète : qu'il soit traité ou non.

Le HDL cholestérol devient protecteur lorsqu'il est supérieur à 0,60 g/l. Si vous en avez, vous pouvez alors « soustraire » un risque pour faire votre évaluation.

Concrètement...

Il n'y a pas un régime « anticholestérol » unique, mais des régimes « sur mesure », adaptés aux habitudes de chacun. La consommation épisodique d'aliments riches en cholestérol n'a aucun impact à condition de rester raisonnable dans ses excès. Par contre, la tendance à manger trop et régulièrement de ces aliments nécessite de rectifier le tir grâce à un régime qui limite l'ensemble des matières grasses (cholestérol compris). Celles-ci ne doivent pas dépasser le tiers de la ration alimentaire. Les deux tiers restants, ce sont les fruits et légumes, les fromages et laitages maigres, les volailles et poissons cuisinés aux épices et aux légumes. En somme, les bases du fameux régime crétois ou méditerranéen.

Les aliments qui vous protègent

Les aliments riches en oméga 3 semblent favoriser le bon cholestérol. On trouve des oméga 3 en abondance dans les poissons gras frais (à consommer deux fois par semaine, de préférence marinés, cuits à la vapeur ou pochés - une chaleur excessive altère les graisses, donc on évite les poissons grillés), mais aussi dans les huiles de cameline, de lin, de colza et de noix. L'huile d'olive, riche en acides gras mono-insaturés, augmente le bon cholestérol et diminue le mauvais, tout comme la graisse d'oie et de canard, les avocats et les amandes.

Les aliments à limiter

- Abats, charcuteries, viandes trop grasses (mouton, porc), surtout les morceaux les moins nobles et les bouillons de viande.
- La tête et les œufs des crabes, crevettes et langoustines sont riches en cholestérol, mais pauvres en calories : évitez de les consommer. En revanche, aucun problème avec la chair.
- Limitez-vous à 2 œufs par semaine, car le jaune est riche en cholestérol (évitez aussi les œufs de poissons comme le tarama).
- Le beurre, la crème fraîche entière, les fromages à plus de 45 % de matières grasses (parmesan, emmental, gorgonzola, etc.) doivent être consommés en faible quantité, plutôt comme aliments plaisir. Pour les autres fromages, la portion conseillée est 30 g/jour. Évitez également les yaourts au lait entier ou enrichis en crème (y compris ceux au lait de brebis) pour leur préférer les yaourts nature, les fromages blancs à 20 % et les petits-suisses à 20 %.
- Restreignez le chocolat au lait, riche en matières grasses, ainsi que les quiches, pizzas, les pâtisseries, biscuits et viennoiseries.

Surveiller son cœur quand on est une femme

On a tendance à penser que les femmes sont naturellement protégées par leurs hormones. Pourtant, une femme sur trois meurt aujourd'hui d'une maladie cardiovasculaire. C'est huit fois plus que par cancer du sein. Il est temps de (re)connaître les facteurs de risque et les signes d'alerte. Les femmes ont un cœur comme les hommes!

Pourtant, elles sont moins bien prises en charge que les hommes. Chez les femmes, l'infarctus du myocarde est pris en charge en moyenne 1 heure plus tard que chez les hommes, elles font plus d'accidents cardiaques fatals. Dans la prévention ou dans l'instauration des traitements, elles ont moins de chance de se voir proposer un test d'effort ou une coronarographie.

AVANT LA MÉNOPAUSE : UNE PROTECTION RELATIVE

Avant la ménopause, les femmes sont *relativement* protégées par leurs hormones (les œstrogènes). Malheureusement, le tabac, le cholestérol, le stress, les triglycérides, l'hypertension artérielle et le surpoids font vieillir prématurément la paroi des artères, et les œstrogènes ne parviennent plus à contrebalancer efficacement tous ces effets toxiques. Les femmes sont touchées de plus en plus jeunes. Depuis ces dix dernières années, le taux de mortalité cardiovasculaire s'élève à 10 % chez les femmes de 25 à 44 ans.

QUE SE PASSE-T-IL À LA MÉNOPAUSE ?

La périménopause (la période qui précède de quelques années la ménopause) et la ménopause sont des tournants de la vie à surveiller de plus près.

Cinq ans après cette dernière étape hormonale, les artères commencent à se rigidifier et à devenir fibreuses. Les femmes ont pris du ventre (voir p. 106) et les mauvaises graisses ont commencé à se déposer dans les artères.

Gare à l'association pilule + tabac !

Le tabac augmente les spasmes artériels et diminue le « bon cholestérol ». En outre, il active la coagulation du sang comme les œstrogènes de la pilule. D'où le risque de formation de caillots qui multiplie par 20 le risque d'infarctus après 35 ans chez les femmes prédisposées génétiquement et prenant la pilule.

Le traitement hormonal de la ménopause (THM) peut-il y remédier ? Oui, à condition d'être pris immédiatement après le diagnostic de ménopause, estime le Pr Claire Mounier-Vehier, présidente de la Fédération française de cardiologie. Dans ces conditions, le THM continue effectivement à protéger le cœur et les artères à condition que ce soit des œstrogènes sous forme de gel ou de timbre associés à une progestérone naturelle. En revanche, s'il est pris plus tardivement et que les plaques d'athérome existent déjà, avec un rétrécissement des artères, les hormones peuvent déstabiliser ces graisses, favoriser la rupture de plaques artérielles de cholestérol et augmenter le risque d'accidents cardio et cérébro-vasculaires.

Le THM reste contre-indiqué chez les femmes ayant déjà eu des caillots dans les veines (phlébite) ou dans les artères du poumon (embolie pulmonaire), ou ayant eu un accident cardiovasculaire ou un infarctus cérébral.

LES SIGNES D'ALERTE CHEZ LA FEMME

Avant 50 ans, les femmes fumeuses et stressées – les plus à risque – présentent, comme les hommes, des douleurs très typiques : serrement dans la poitrine irradiant dans le bras, le dos ou la mâchoire, et qui s'expliquent par une obstruction brutale d'une artère coronaire irriguant le cœur. Exemple de cocktail explosif : fumer dans le froid après un jogging ou une réunion de travail stressante.

Après 50 ans, les signes sont plus complexes à interpréter – y compris par le médecin –, car la maladie évolue en silence, avec des lésions des artères plus diffuses. Les pièges sont nombreux : les douleurs isolées à l'épaule qui se manifestent de temps en temps et que l'on prend pour de l'arthrose ; les vomissements ou malaises digestifs répétitifs que l'on met sur le compte de son ulcère ou de son reflux ; les bouffées de chaleur qu'on attribue à la ménopause ; l'essoufflement et la fatigue à la marche ou à la montée des escaliers attribués au vieillissement ; les douleurs à la poitrine qui persistent ; l'apparition de palpitations et d'un rythme cardiaque irrégulier (même si c'est une seule fois mais pendant plusieurs heures). Quand ils surviennent chez une femme présentant au moins deux facteurs de risque, ces signes doivent absolument inciter à faire un bilan cardiologique.

LES FACTEURS DE RISQUE CARDIOVASCULAIRES

- **Les facteurs incontournables, contre lesquels on ne peut rien** : l'âge (plus de 60 ans chez la femme, plus de 50 ans chez l'homme) ; les antécédents familiaux (père, mère, frère, sœur) de maladie coronaire avant l'âge de 60 ans.
- **Les facteurs contre lesquels on peut quelque chose** : le tabac, sauf si arrêt depuis plus de trois ans (voir p. 250) ; le diabète de type 2, traité ou non (surtout après la ménopause) ; le cholestérol (voir p. 187), avec un LDL trop élevé et un HDL trop bas (inférieur à 0,60 g/l) ; l'hypertension (voir p. 182), la sédentarité (voir p. 122) ; la pilule associée au tabac avant 45 ans.
- **Les facteurs contre lesquels il faut tenter d'agir au mieux de ses possibilités** : le surpoids (voir p. 100) et le stress (voir p. 236).

Concrètement…

90 % des facteurs de risque sont modifiables. Vous pouvez donc prévenir ou limiter les accidents.

- **Levier n° 1** : arrêtez le tabac. Un an après le sevrage, votre risque d'infarctus aura rejoint celui d'un non-fumeur et trois à cinq ans après, il en sera de même pour le risque d'accident vasculaire cérébral.
- **Levier n° 2** : pratiquez une activité physique régulière. 30 minutes tous les jours de marche active réduisent le risque cardiaque deux fois plus chez les femmes que chez les hommes pour une activité physique comparable (20 % contre 10 %). À la ménopause, 45 minutes d'activité

physique trois fois par semaine sont plus adaptés, à condition d'avoir effectué une épreuve d'effort auparavant. Évitez les sports qui imposent un rythme cardiaque soutenu (tennis, musculation, *step* rapide...) et privilégiez les activités comme la natation douce, la marche nordique ou le jogging lent.

- **Levier n° 3** : adaptez votre alimentation. Réduisez votre consommation de sel et équilibrez vos graisses. Pas plus de 2 verres d'alcool par jour (contre 3 chez les hommes).
- **Levier n° 4** : réduisez votre tension artérielle, l'impact chez une femme est plus important que chez un homme. L'hypertension (voir p. 182) contraint votre cœur à une surcharge de travail tout en favorisant le vieillissement accéléré et le dépôt de graisses dans la paroi de vos artères.
- **Levier n° 5** : apprenez à mieux gérer votre stress (voir p. 236). Les techniques de relaxation comme la sophrologie, la cohérence cardiaque ou le yoga peuvent vous être très utiles.

Que faire en cas d'alerte sérieuse ?

En cas de signes inquiétants (douleur de la poitrine en barre, au milieu du thorax et désignée avec la main à plat), en particulier s'il y a plusieurs facteurs de risque, le mieux est de s'asseoir (ou de faire asseoir la personne souffrante) et d'appeler le 15. Surtout, ne pas se rendre aux urgences de sa propre initiative : c'est dans la première heure que les risques de troubles du rythme cardiaque sont les plus importants et seul un transport médicalisé vers l'unité de soins intensifs cardiologiques (USIC) la plus proche permettra de sécuriser le déplacement - et de mettre en route précocement un traitement.

Un site pour évaluer une douleur dans la poitrine

www.e-docteur.com

Consulter son gynécologue une fois par an

La vie de la femme est rythmée par ses cycles et les grandes étapes de son existence hormonale (puberté, grossesse, ménopause). Ce tempo impose un suivi régulier et une écoute attentive par un médecin. Le gynécologue est le spécialiste des problèmes intimes de la femme, de la contraception et de la prévention des cancers gynécologiques. À partir de 40 ans, tous les risques augmentent. Le suivi régulier est donc encore plus nécessaire.

LES ROIS DE LA PRÉVENTION

Prévenir et dépister les cancers gynécologiques est l'obsession des gynécologues, mais leur pain quotidien reste les troubles du cycle, les saignements gynécologiques, les douleurs de la sphère génitale. L'écoute de tous ces problèmes est fondamentale, car ces signes touchent à la sphère intime et nécessitent tact et doigté. Ensuite vient l'examen gynécologique sur table, où le gynécologue réalise un frottis. L'essentiel se passe au cours de ce colloque singulier avec la patiente. Lorsque c'est nécessaire, le gynécologue demandera des examens supplémentaires et des explorations plus poussées (échographie, hystérographie, mammographie, IRM, cœlioscopie, etc.).

VOTRE GYNÉCOLOGUE PEUT VOUS SAUVER LA VIE

Une visite régulière chez le gynécologue peut permettre de dépister tôt un problème que l'on soignera mieux.

LE CANCER DU COL DE L'UTÉRUS

Le papillomavirus, transmis par voie sexuelle, peut provoquer des lésions profondes et précancéreuses au niveau du col de l'utérus des années après l'infection. Ces lésions sont généralement détectées grâce au frottis qui permet de les traiter avant qu'elles ne dégénèrent en cancer, à l'aide d'un traitement au laser ou d'une petite chirurgie légère. En vingt ans, sa réalisation régulière a permis de diminuer de 50 % l'incidence de ce cancer et de plus de 40 % la mortalité[43]. Plus de 85 % des frottis sont réalisés par un gynécologue.

LE CANCER DE L'ENDOMÈTRE

Moins connu que le cancer du col de l'utérus, il est pourtant plus fréquent. Ce cancer affecte la muqueuse qui tapisse l'intérieur de l'utérus et touche surtout les femmes ménopausées. Diagnostiqué et pris en charge précocement, il est de très bon pronostic.

LE CANCER DU SEIN

La palpation des seins par le médecin est indispensable, mais insuffisante. Une tumeur met environ 7 ans à atteindre 1 mm, 9 ans pour 5 mm et 10 à 11 ans pour 1 cm ; c'est seulement à cette période qu'elle devient détectable à la main. La mammographie, pour sa part, repère une tumeur moitié moins grosse, ce qui fait gagner quelques années sur le diagnostic (voir p. 203). Cet

Des signes à surveiller

- Une « boule » ou une grosseur sur le sein (4 sur 5 sont bénignes, heureusement), une modification de la forme ou de la dimension du sein, une rétraction ou un écoulement du mamelon, une crevasse ou une rougeur de la peau du sein, un ganglion sous le bras peuvent laisser craindre une tumeur au sein.
- Une dilatation rapide du ventre gênant pour entrer dans ses vêtements, une boule ou induration bien palpable au niveau du ventre, des envies d'uriner plus fréquentes (la tumeur peut appuyer sur la vessie), des ballonnements, gaz et constipation permanente alternant avec des diarrhées (la tumeur bloque l'intestin).

Pendant la grossesse : suivi incontournable

Une surveillance régulière pendant la grossesse peut aider toutes les femmes à aller au bout de leur projet de maternité, même celles qui présentent des facteurs de risque comme le diabète, le surpoids, l'hypertension, l'âge (grossesse après 35 ans). Certains comportements seront aussi repérés comme le fait de fumer (voir p. 250), avec des conseils pour le sevrage, ou le fait de boire de l'alcool, absolument déconseillé pendant la grossesse. Respecter le calendrier des sept visites obligatoires est nécessaire ; la première a lieu dans la 8e semaine de grossesse.

examen réduit donc significativement la mortalité (plus de trois cancers du sein sur quatre sont guéris). Le cancer du sein touche désormais 1 femme sur 8, et 75 % des cas diagnostiqués concernent des femmes de plus 50 ans, avec un âge moyen de 61 ans.

LE CANCER DE L'OVAIRE

Il touche environ 4 500 femmes par an en France. Aucun test de dépistage ne permet à ce jour de détecter tôt une tumeur de l'ovaire. Seules des visites régulières chez le médecin et la reconnaissance des symptômes permettent un diagnostic précoce. On est considéré comme à risque s'il y a déjà eu des cancers de l'ovaire dans la famille (mère, sœur ou tante atteintes) ou si l'on est d'origine juive ashkénaze : un examen gynécologique annuel devient indispensable, accompagné du dosage du marqueur CA-125 et d'une échographie pelvienne transvaginale.

Concrètement…

Faites un examen gynécologique tous les ans. Il consiste à s'assurer qu'il n'y a aucune anomalie au niveau du vagin, de l'utérus ou des ovaires. Il permet aussi de vérifier qu'il n'y a pas d'infection pouvant entraîner des douleurs, des pertes, voire une infertilité à moyen terme. Le médecin pratique un toucher vaginal avec des gants jetables. Le tout est indolore et dure moins de 3 minutes.

L'examen est complété d'une palpation des seins. C'est un rituel garant de la santé intime, il est à prendre comme un bienfait, non comme une corvée.

Tout problème qui vous inquiète doit être considéré comme un signe d'alerte et vous inciter à consulter votre gynécologue.

Pendant la consultation, vous avez intérêt à tout dire, même les choses qui vous paraissent gênantes. Aucune partie du corps n'est honteuse et la sexualité ne l'est pas davantage. Si vous avez peur d'oublier certaines questions, pensez-y à l'avance et notez-les. C'est important.

Le check-up de la cinquantaine

La cinquantaine est souvent considérée comme un tournant dans l'existence. Chez les femmes, c'est la survenue de la ménopause, et chez les hommes le début des ennuis (états inflammatoires, excès de poids, cholestérol, diabète, goutte, cancers...). Tous signes qui témoignent d'une manière générale des excès de notre société occidentale avec une nourriture trop riche et une absence d'exercice physique. Le check-up sert donc à vérifier si tout va bien et à opposer éventuellement des contre-feux.

LES CINQUANTIÈMES RUGISSANTS

Du fait de ses grossesses et de consultations gynécologiques régulières, la femme est plus familière du suivi médical (frottis, mammographies) que l'homme. Mais à la ménopause, l'effet protecteur cardiovasculaire et osseux des hormones féminines va s'amenuiser et modifier la donne (voir p. 190).

Chez l'homme, vers 55-60 ans, la prostate est l'organe cible à surveiller. En dehors de cela, l'homme est plutôt menacé par le syndrome métabolique qui nécessite un bilan sanguin et cardiaque.

La cinquantaine, qu'on le veuille ou non, nécessite de médicaliser davantage sa vie si on souhaite vieillir en bonne santé.

QUE FAUT-IL VÉRIFIER ?

Ce qui vient naturellement sous la plume du médecin traitant et qui fait partie du check-up de routine, c'est le **bilan sanguin** : glycémie, cholestérol, LDL, HDL, Numération Formule Sanguine, créatininémie, CRP, bilan hépatique, ionogramme... À cela se rajoutent les éléments précis en fonction de signes plus spécifiques permettant d'explorer certaines glandes (thyroïde et surrénale en particulier) en fonction de signes repérés par le médecin lors de son interrogatoire et de son examen.

Le **dépistage du cancer du côlon** fait partie des dépistages organisés, au même titre que la mammographie pour le cancer du sein.

Parmi les radiographies, la **radio des poumons** constitue le minimum. Les échographies ne sont effectuées qu'en cas de symptômes révélateurs.

Il faudrait effectuer un **électrocardiogramme** et un **bilan cardiovasculaire** tous les deux ans environ (en particulier pour les personnes à risque).

L'**épreuve d'effort** n'est justifiée qu'en cas de signes d'appel comme les douleurs d'angine de poitrine à l'effort ou les troubles du rythme (palpitations ou essoufflement anormal à l'effort), surtout en cas de facteurs de risque cardiovasculaires quand on est une femme (voir p. 190). Ce test consiste à monter sur un vélo ou un tapis de course et à enregistrer la tension et l'électrocardiogramme pendant un effort de 10 minutes. Le but est de tester l'aptitude du cœur et des poumons soumis à un effort soutenu. La séance se déroule à proximité d'un matériel de réanimation, avec du personnel compétent. Les accidents graves sont exceptionnels et les incidents (troubles du rythme cardiaque, malaise, chute, douleurs articulaires ou musculaires) sont peu fréquents et habituellement sans gravité.

Selon les résultats obtenus au test d'effort, d'autres **compléments d'examens** (échographie d'effort, scintigraphie, IRM de stress, coronarographie…) peuvent être demandés. Toutefois, chez les femmes, il existe près de 40 % de « faux positifs », elles sont d'une manière générale plus rapidement essoufflées et moins endurantes.

Ce test d'effort est également recommandé après la quarantaine aux hommes et aux femmes qui souhaitent reprendre une activité physique ou aux sportifs qui souhaitent se lancer dans un défi important (marathon, etc.).

Concrètement…

À partir de 50 ans, consultez votre médecin une fois par an, même si vous allez bien. Il vérifiera votre tension et votre poids, et procédera à un examen clinique et à un interrogatoire exhaustif. Vous serez rassuré, ou peut-être alerté à temps face à certains signes passés inaperçus.

Au cours de cette visite, signalez-lui tout signe inhabituel que vous avez remarqué, les clignotants de votre corps. Cela lui permettra de vous orienter vers telle ou telle recherche, plus spécifique à votre état.

Votre médecin vous remettra tous les deux ans le test de dépistage du cancer colorectal (Hémoccult 2) et vous expliquera comment l'utiliser chez vous.

Pour la mammographie, c'est pareil : vous recevrez tous les deux ans, entre 50 et 74 ans, un courrier vous invitant à vous rendre dans un cabinet de radiologie agréé pour effectuer une radio des seins. Cet examen est gratuit et vous n'avez pas à en faire l'avance.

Le dépistage peut vous sauver la vie

L'une des clefs de la prévention est le dépistage. Certains organes sont plus que d'autres soumis aux effets du vieillissement ou à des risques spécifiques : le cœur, la peau, le côlon, le sein, la prostate… Grâce au dépistage on peut réagir vite au moment où le traitement a le plus de chances de réussir.

LES FACTEURS DE RISQUE

Selon nos antécédents familiaux et personnels, nos maladies chroniques, notre mode de vie, notre profession, notre environnement, notre alimentation, et nos excès en tout genre, nous sommes plus ou moins menacés d'un « sur-risque » par rapport à la population générale du même âge et du même sexe.

On estime qu'il existe **une quarantaine de facteurs de risque majeurs** (alimentation trop grasse, trop sucrée, tabac, absence d'exercice physique, profession, environnement, etc.). En face, on retrouve **environ 200 maladies** directement en rapport avec ces facteurs de risque, parmi lesquelles figurent certaines maladies chroniques (diabète, asthme, hypertension…) qui sont en elles-mêmes des facteurs de risque. D'où le fait que les risques ne s'ajoutent pas mais se multiplient.

Parmi ces facteurs de risque, certains sont inévitables (antécédents personnels et familiaux, facteurs génétiques) et d'autres sont évitables (alimentation, mode de vie, etc.). Si on ne parvient pas à les diminuer, ou si les facteurs non modifiables sont trop importants, le dépistage prend tout son sens.

LE DÉPISTAGE POUR ÉVALUER LES RISQUES

Les maladies indispensables à dépister sont le diabète, les maladies cardio-vasculaires et certains cancers. En cause, le vieillissement et notre mode de vie. Le dépistage ne s'effectue pas que par des analyses, mais aussi par votre médecin, grâce à un simple interrogatoire. C'est ainsi que l'on peut évaluer les risques des maladies de surcharge (diabète, obésité, syndrome métabolique…), avec leurs conséquences cardiovasculaires, mais aussi de nombreux cancers, les addictions (tabac, alcool, comportements excessifs…), les risques psychosociaux (burn out, stress…) et diverses maladies dues à la déficience de certains organes (maladies dégénératives, ostéoporose, BPCO…). D'où l'intérêt de consulter régulièrement son médecin traitant pour l'informer d'éventuels changements.

DÉPISTER : QUOI ET À QUELLE FRÉQUENCE ?

Le dépistage s'intéresse avant tout aux cancers, notamment les cancers hormono-dépendants (utérus, ovaires, seins, prostate) et ceux liés à un mode de vie à risque (tabac, alcool). On dépiste les organes à risque, c'est-à-dire ceux en prise avec l'environnement (poumons, côlon, peau, essentiellement). Le dépistage s'intéresse aussi à tout ce qui menace nos fonctions vitales (cardiaque, circulatoires, rénales, hépatiques, intestinales). C'est le rôle des bilans réguliers, sanguins ou par imagerie médicale.

Au-delà, on dépiste les pathologies probables liées aux antécédents familiaux (maladies héréditaires) ou personnels (maladies génétiques). Dans ce domaine, la médecine prédictive amènera de plus en plus les médecins à dépister des maladies dont les prémices sont inscrites dans les gènes.

Deux organes, le sein et le côlon, font l'objet d'un dépistage organisé gratuit et sans avance de frais. Pour le dépistage du cancer du côlon, la procédure est simple : quand on a entre 50 et 74 ans, l'assurance-maladie envoie tous les deux ans un courrier invitant à retirer un test de dépistage auprès de son médecin traitant, à l'occasion d'une consultation. Si celui-ci le juge utile, il remettra ce test de dépistage du cancer colorectal (Hémoccult 2) et expliquera comment l'utiliser chez soi. Pour la mammographie, le courrier invite à se rendre dans un cabinet de radiologie agréé pour effectuer un examen des seins.

La fréquence des dépistages est fixée par des conférences de consensus – qui divisent d'ailleurs le corps médical. D'une manière générale, les tendances globales sont définies selon l'âge et le sexe. Certains protocoles de dépistage dépendent de symptômes révélateurs ou de facteurs de risque spécifiques (antécédents personnels ou familiaux). C'est au médecin traitant que revient la charge de piloter ces examens.

DES CHIFFRES AU PRONOSTIC

Les statistiques ont le défaut majeur de prendre en compte les populations et non les individus. Ce qui explique que des personnes qui étaient « condamnées » s'en sont sorties quand d'autres qui avaient un pourcentage élevé de guérison ont été emportées par la maladie.
En réalité, rien n'est jamais écrit. Prenons le cas du cancer et de ce que l'on appelle la « médiane de survie ». Ce chiffre indique que la moitié des personnes atteintes de ce cancer dépasseront la valeur médiane indiquée,

La mammographie : un dépistage controversé

Plusieurs études ont pu véhiculer l'idée que le dépistage organisé du cancer du sein par mammographie (radiographie des seins) était inutile en termes de santé publique et qu'il ne permettait pas de réduire significativement le nombre des décès par cancer du sein. Le traitement des « faux positifs » (quand les examens révèlent à tort une maladie) et les irradiations reçues lors des mammographies, susceptibles d'entraîner à leur tour des cancers du sein, ont majoré cette inquiétude.
Ces arguments ont été balayés par une étude internationale mandatée par l'OMS, publiée en juin 2015[44]. Les femmes qui effectuent une mammographie régulière, tous les deux ans environ, voient bien leur risque de mourir de cancer du sein chuter de 40 % ! Par contre, si les mammographies sont moins régulières, le risque de décès ne chute que de 23 %. Cette analyse devrait convaincre les femmes que la mammographie sauve réellement des vies et que le dépistage du cancer du sein est un outil essentiel pour accroître des diagnostics précoces. Les plus grandes bénéficiaires sont les femmes entre 50 et 69 ans, et dans une moindre mesure celles de 70 à 74 ans. À l'opposé, entre 40 et 49 ans, la mammographie donne des résultats peu significatifs et limités.

Ne pas jouer à l'autruche avec sa prostate

Avant que n'apparaissent les signes révélateurs (jet d'urine faible, sang dans les urines, douleurs osseuses…), la surveillance de la prostate est une nécessité dès la cinquantaine : toucher rectal par le médecin et dosage des PSA. L'élévation des PSA témoigne d'une augmentation du volume de la prostate et impose de consulter. La suite dépend des antécédents familiaux et des données des examens complémentaires. En cas d'ablation, les techniques actuelles permettent de prévenir le plus souvent les troubles de l'érection et d'éviter les fuites urinaires.

parfois des années ou des décennies après (en mourant peut-être d'autre chose) et l'autre moitié vivra moins longtemps que la période indiquée. Par exemple, si la moitié des personnes atteintes de cancer vivent encore 36 mois après avoir été diagnostiquées ou traitées, la survie médiane sera de 36 mois.
Prenons maintenant le chiffre de la survie observée. Il semble plus fiable a priori et correspond à la proportion des malades atteints d'un cancer particulier qui vivent encore à un moment précis (cinq ans, en général) après avoir été diagnostiqués. Si on indique le chiffre de 80 % de survie à cinq ans, cela signifie que le malade a, en moyenne, 8 chances sur 10 d'être toujours en vie cinq ans après avoir été diagnostiqué (ou 80 % de chances).
Mais la survie observée ne tient pas compte de la cause du décès : certains malades peuvent être morts de tout autre chose que leur cancer, une grippe ou un accident de la route par exemple. Face à une maladie, quelle qu'elle soit, il ne faut jamais oublier que d'autres facteurs entrent en ligne de compte, notamment la force de guérir, ainsi que la confiance dans son traitement et dans l'équipe thérapeutique.

UNE QUESTION DE CONFIANCE…

Par nature, les examens sont anxiogènes, comme l'illustre le « syndrome de la blouse blanche » : la seule vision du médecin suffit à faire grimper la tension !

La mammographie ou le frottis ne provoquent pas le cancer, mais vous ne pouvez vous empêcher d'avoir un petit pincement en attendant les résultats, de peur qu'on ne découvre un cancer débutant. C'est légitime. Toutefois, la peur ne crée pas le danger. Si votre médecin vous recommande un dépistage, faites-lui confiance : il le fait dans votre intérêt, pas contre vous. Et faites-lui également confiance pour vous indiquer le calendrier des examens et bilans à effectuer ; c'est son métier.
Inversement, ne cédez pas à l'hypocondrie. Certaines personnes vivent dans l'angoisse permanente qu'on leur découvre quelque chose et multiplient les demandes d'examens de dépistage pour vérifier qu'elles n'ont pas été faussement rassurées. Cette attitude peut s'apparenter à une névrose d'angoisse. Elle est préjudiciable à la bonne santé et renvoie à la façon dont on conçoit l'existence.

TROISIÈME PARTIE

Vivre en harmonie, ça se construit

CHAPITRE 9

Organiser sa vie au mieux

On peut se demander en quoi l'organisation de son existence peut améliorer sa santé et éviter de tomber malade. La première raison est une évidence mathématique : quand on sait que les accidents domestiques sont la troisième cause de mortalité en France, sécuriser son espace de vie se révèle vraiment indispensable.

Mais l'organisation est également essentielle pour faire baisser son niveau de stress, aux effets nocifs sur la santé, et améliorer les rapports qu'on entretient avec les autres, que ce soit en famille, au travail ou pendant ses loisirs.

Enfin, de façon plus profonde, savoir ranger, trier, hiérarchiser les choses permet de reconsidérer sa vie en y mettant de l'ordre, exactement comme le fait notre organisme, où chaque cellule défectueuse est immédiatement remplacée. Notre corps fait tout seul ce que notre esprit doit effectuer volontairement tout au long de l'existence.

S'organiser, c'est donc savoir faire des choix, prendre des décisions, se réparer. Et c'est souvent à ces moments précis que peut se jouer notre histoire.

Sécuriser son lieu de vie

Organiser son lieu de vie permet de gagner du temps, mais cela limite aussi le risque d'accidents domestiques. Nombre d'accidents parfois mortels peuvent être évités avec de simples mesures, un peu comme dans une voiture, on fait attention à boucler la ceinture. Il s'agit ni plus ni moins que cela. Pas de paranoïa, juste du bon sens et de l'anticipation !

LES RISQUES DOMESTIQUES

À vrai dire, chaque activité du quotidien, chaque pièce du domicile peut se transformer en chausse-trappe si l'on n'y prend garde. Les risques sont divers et peuvent s'additionner : les chutes, les glissades, les trébuchements sur des obstacles ; les pertes d'équilibre, qu'elles soient dues à l'âge, à une maladie ou à des médicaments ; les plaies et brûlures (eau chaude, électricité, produits caustiques) ; les intoxications par ingestion ou par inhalation ; les explosions dues au gaz ; les incendies ; les électrocutions notamment lors de la manipulation de prises mal isolées ou d'appareils électriques avec les mains mouillées, etc. La liste est sans fin.

On estime que **le nombre d'accidents domestiques touche 11 millions de personnes** chaque année, les plus graves entraînant des soins ou des hospitalisations, voire des décès (20 000 par an). Toute la traumatologie pourrait y passer : fractures (en particulier poignet, col du fémur, crâne, thorax), entorses ou luxations (épaule, coude, genou, cheville…). Souvent peu étendues, les plaies et brûlures risquent d'être négligées en raison de leur apparente bénignité, même si elles peuvent occasionner complications (infections, rétractions) ou séquelles (mauvaise cicatrisation assortie de douleurs durables ou de gêne dans certains mouvements, marques inesthétiques). Enfin, les intoxications sont très répandues, surtout par le monoxyde de carbone et les produits ménagers toxiques.

Certains accidents domestiques peuvent changer le cours d'une vie et provoquer des handicaps ou séquelles irrémédiables, d'où l'importance de sécuriser l'espace.

LES PERSONNES À RISQUE

Si tous les âges sont concernés par les accidents domestiques, certaines personnes sont plus exposées que d'autres à certains risques.

Les nourrissons d'abord. Leur fragilité et leur dépendance sont en général très bien perçues par les parents, si bien que la plupart des accidents (chute, mort subite, fausses routes...) et des maladies infantiles sont anticipés ou prévenus à temps. Par contre, dès le début de l'autonomie, de 2 ans jusqu'à 6 ans, se profilent les risques les moins maîtrisés : chute, électrocution, plaies, bosses, intoxications... C'est à cet âge-là qu'il faut inlassablement expliquer, démontrer, prévenir. **L'expérimentation accompagnée** (par exemple apprendre à un enfant à descendre un escalier d'abord en marche arrière) lui permet d'apprendre sans pour autant être brimé. De très nombreux fascicules et recommandations disponibles dans les crèches ou les PMI peuvent aider les parents à anticiper les dangers.

Après, ça se calme... jusqu'à l'adolescence. Les risques sont alors moins à la maison qu'à l'extérieur.

L'âge adulte n'est pas exempt de dangers, mais on dispose généralement de suffisamment d'expérience pour les affronter.

Puis vient la vieillesse, souvent porteuse de maladies et de déficits : l'ouïe, la vue, l'équilibre, la marche, la coordination des mouvements, tout ce qui était auparavant naturel et maîtrisé devient source de périls : la rallonge qu'on n'a pas vue, la carpette qui dérape, le carrelage de la salle de bains qui glisse...

Concrètement...

- Avec les enfants, votre attitude est importante : d'un côté, la légèreté et l'inconséquence peuvent aboutir à des catastrophes ; de l'autre, la surprotection empêche les enfants d'apprendre à mesurer le danger par eux-mêmes et à explorer leur environnement (ce qui est un facteur d'épanouissement). Il faut donc, au sein de la famille, **trouver un équilibre entre le « tout sécuritaire » et le « tout permissif »**.

- **Transmettez de l'information, et non des peurs**, en expliquant pourquoi il est préférable de faire - ou ne pas faire - ceci ou cela. Un interdit n'est pas suffisant s'il n'est pas assorti d'explications, voire de démonstrations de ce qui peut advenir si on passe outre.
- Évaluez les dangers de chaque pièce. La cuisine, par exemple, est le lieu de tous les dangers. En théorie, il faudrait en interdire l'accès aux enfants de moins de 3 ans. À minima, ils ne doivent y pénétrer que sous la surveillance d'un adulte et il faut impérativement les éduquer aux endroits dangereux (le four, la cuisinière). Respectez les consignes de sécurité : queues de casseroles tournées vers le mur, ne pas laisser la fenêtre ouverte à côté du gaz allumé, changer les poêles cabossées, etc.).
- Respectez les normes de fabrication et d'utilisation. Leur respect (marquage CE, normes Promotelec, etc.) est un moyen simple et efficace de prévention.
- Sur le site de l'Inpes (inpes.santepubliquefrance.fr), vous pouvez télécharger (gratuitement) des brochures pour vous aider à sécuriser votre espace de vie en fonction de ses occupants (jeunes enfants, personnes âgées) et de ses caractéristiques.

La magie du ménage

Épousseter et passer l'aspirateur crée un environnement sain, c'est évident. Et pour les personnes asthmatiques ou allergiques, le ménage est l'un des meilleurs moyens pour éviter les crises. Autre avantage non négligeable, faire le ménage aide à se calmer et permet de pratiquer une activité physique (30 minutes de ménage = 3 000 pas !).

UNE ARME DE PRÉVENTION MASSIVE

L'air est saturé de poussière : il suffit de regarder l'entrée d'un rayon de soleil par une fenêtre pour se rendre compte de la quantité colossale de fines particules en suspension. L'organisme est équipé pour piéger ce flot d'intrus venus de l'extérieur : l'arbre respiratoire possède à cet effet de nombreuses protections (cils et glaires), mais certaines personnes sont particulièrement sensibles aux poussières et aux acariens, petites araignées invisibles au regard qui vivent dans l'air, se tapissent dans les coussins, les rideaux ou les tapis et se complaisent dans l'humidité. Les personnes atteintes de broncho-pneumopathie chronique obstructive (BPCO), de bronchite chronique, notamment asthmatiforme, d'emphysème ou d'asthme sont particulièrement vulnérables. À ce titre, le ménage est pour elles un véritable traitement préventif. Elles doivent aérer leur maison tous les jours pendant 10 minutes, même en hiver, et nettoyer ou faire nettoyer leur intérieur au moins deux fois par semaine. Cette simple précaution peut améliorer considérablement leur état et limiter les crises.

Le ménage, en particulier dans les pièces humides (salle de bains, cuisine…), permet aussi d'éliminer les champignons et moisissures, autant de sources d'allergie et d'asthme.

Il permet également de ranger (voir p. 216) et a quelque chose de gratifiant, car le résultat est immédiatement visible. C'est aussi une tâche qui apaise : une étude menée en Grande-Bretagne sur un échantillon de 20 000 personnes dont 3 200 présentaient des signes de stress et d'anxiété a

révélé que 20 minutes de ménage hebdomadaire réduisait le stress et limitait le risque de dépression[45]. Mécanisme invoqué ? La libération d'endorphines (voir p. 274), comme dans tout exercice physique avec une sensation de bien-être ! (Rappelons que le sport lui aussi est un bon antidépresseur).
Enfin, le ménage permet de s'activer et constitue donc un bon moyen de réduire les risques cardiovasculaires et d'obésité. Il entretient la souplesse et l'équilibre tout autant que la mémoire (une place pour chaque chose et chaque chose à sa place !).

Concrètement...

Cela peut sembler sans intérêt d'expliquer comment faire le ménage, mais il y a certains principes et règles à respecter.

- D'abord identifiez les intrus : la poussière, les moisissures (grises ou noires sur les murs et les joints), les germes en provenance de la cuisine, des WC et de la salle de bains.
- Commencez par aérer toutes les pièces pour faire des courants d'air. Faire le ménage fenêtres fermées est inutile et contre-productif : les poussières ne sont que déplacées pour retomber quelques minutes plus tard. Sans compter que l'aspirateur vaporise lui-même un certain nombre de poussières dans l'air.
- Nettoyez tous les jours la cuisine, puisque c'est là que se préparent les repas. Nettoyez régulièrement le four, la cuisinière et l'évier. Le réfrigérateur doit être javellisé deux fois par mois.
- Réservez à chaque pièce une éponge ou un chiffon pour ne pas transporter d'un lieu à l'autre des germes indésirables.

Gare à la pollution intérieure

Lingettes, désinfectants et produits ménagers eux-mêmes peuvent générer une pollution intérieure, notamment à cause du formaldéhyde. Donc, lisez attentivement les étiquettes et privilégiez les produits les moins irritants, par exemple ceux qui sont labélisés « allergène contrôlé » par l'ARCAA. Asthmatiques et personnes trouveront aussi une mine de conseils pratiques et d'adresses sur le site www.asthme-allergies.org

- Au printemps, faites un grand nettoyage rituel, sans oublier les couettes, tapis et coussins.
- Le ménage peut être rébarbatif, mais rien ne vous empêche de le rendre plus agréable : chantez ou mettez de la musique pour travailler en rythme. Ou bien appréciez le silence de la maison et profitez de ce « temps de cerveau disponible » pour réfléchir sur votre vie, vos loisirs, vos relations avec les autres, envisager les choses ou les gens sous un autre angle. Souvent la solution jaillit pendant ces moments de méditation intime.

Les vertus du rangement

Le rangement va bien au-delà du simple fait de placer un objet ou un dossier à telle ou telle place, il reflète la pensée elle-même et influe sur l'humeur. « Je jette ? Je garde ? Pourquoi ? » Ce simple questionnement est le début d'un travail psychanalytique ! Une vraie thérapie…

Pour certaines personnes, en effet, l'ordre a quelque chose d'inquiétant, voire d'intrusif, au point que ranger leur est une véritable souffrance. À l'inverse, il y a des personnes pour qui l'ordre est indispensable, et même vital, aucune action ne pouvant se concevoir tant que leur environnement n'est pas parfaitement ordonné. Parce que l'ordre touche à l'intime. Sans insister sur de telles extrémités, dans un sens ou dans l'autre, il est important de mesurer à quel point le rangement peut aider dans sa vie, apportant un espace de calme, de sécurité, d'harmonie et d'équilibre. Et de comprendre à quel point le « dehors » témoigne de ce qui se passe « dedans ».

ORGANISATION ET RANGEMENT

On a tendance à confondre ces deux notions (et leurs contraires, désordre et désorganisation), pourtant très différentes.

L'organisation consiste à connaître la place de chaque chose et la façon dont le cerveau a su créer des repères pour la retrouver. Cette logique est propre à chacun. L'exemple type est la façon de classer des livres ou des disques : par ordre alphabétique de titre ou d'auteur, par genre, par ordre de lecture. Les objets qui composent l'environnement sont des repères permettant de se positionner par rapport au monde et à sa complexité, voire aux agressions qu'il nous fait subir (tâches administratives, par exemple). Derrière la façon de s'organiser se cache la façon dont la pensée elle-même est organisée.

Inversement, **la désorganisation** désigne l'incapacité à s'y retrouver dans son environnement et dans l'ordre apparent qu'on a pourtant instauré soi-même. On a du mal à hiérarchiser ce qui est important et ce qui ne l'est pas, la pensée comme le milieu qui la reflète apparaissent confus.

Une désorganisation profonde peut se cacher sous une apparence de rangement : à quoi bon avoir tout rangé si l'on est incapable de retrouver ses affaires ! À bien y réfléchir, ranger sans organisation peut devenir un moyen d'enfouir ce qui dérange.

Le rangement consiste quant à lui à classer les objets, à les trier, à les ordonner, à les hiérarchiser dans l'espace et dans le temps. Certains seront relégués dans des malles ou au grenier, d'autres mis en avant parce qu'on en a besoin ou que des souvenirs chers y sont attachés.

Ordonner, agencer, mettre en ordre, c'est ordonner le réel et maîtriser son environnement. C'est aussi mieux se connaître et organiser en quelque sorte sa vie consciente. Enfin, ranger permet de retrouver une certaine virginité, repartir à zéro, reprendre le contrôle de son existence, dans un espace zen, sans turbulence, sans rien qui traîne. D'ailleurs, le rangement va souvent de pair avec un ménage efficace.

À l'inverse, **le désordre** se caractérise par l'absence de rangement. Il n'a rien à voir avec la saleté, même s'il la favorise parfois.

Le désordre peut constituer un univers en soi, une façon d'organiser sa pensée. On parle ainsi du « désordre créatif », ce processus d'enfouissement où certains trouvent une aide à une maturation lente et inconsciente propice à la création.

Il y a aussi des personnes chez qui le désordre est le signe apparent d'un traumatisme antérieur (séparation, traumatisme physique ou psychologique, viol, maltraitance…) qui s'exprime par le chaos.

Le désordre a un impact sur la pensée et sur l'humeur : l'accumulation de visions négatives favorise l'entrée dans la dépression ou son entretien. D'ailleurs l'étude anglaise précédemment citée a montré que le ménage quotidien diminuait le risque dépressif.

SAVOIR JETER

L'accumulation des objets exprime souvent la peur de se séparer d'une part de soi-même et de faire le deuil de souvenirs heureux ou… malheureux mais témoins d'un passé qui a existé.

Dans son best-seller mondial *La Magie du rangement*, Marie Kondo fait une apologie du rangement, donc de la séparation[46] ! Car il s'agit d'interroger chaque objet pour mesurer ce qu'il nous procure (joie, équilibre, etc.). Selon le résultat de cet examen, on le garde ou on le jette.
Jeter nous conduit parfois à faire table rase d'une partie d'un passé qui nous dérange. Dans le même ordre d'idée, jeter des vêtements que l'on sait ne pas pouvoir remettre, c'est renoncer à ce qu'on a été et s'accepter tel qu'on est devenu. Une bonne thérapie ne ferait pas mieux.

Concrètement...

- Commencez par observer l'ordre ou le désordre relatif autour de vous et par vous demander si vous pouvez inviter quelqu'un pour qui vous avez de l'estime ou du respect. Si cela vous semble impossible, c'est que votre désordre excessif ou votre désordre absolu vous pose à vous aussi quelques problèmes.
- Comment faire face au désordre ? Le seul critère important, c'est que vous soyez en mesure de retrouver ce que vous cherchez. Faites un test : pensez au hasard à un objet, un document, un souvenir, et essayez de le retrouver. Renouvelez l'expérience plusieurs fois. Si vous y parvenez à chaque fois, c'est que votre organisation est bonne. Si vous n'y parvenez pas ou mal, c'est que vous avez un problème avec l'organisation. Peut-être faut-il penser à y remédier ?
- Ne pas pouvoir vous y retrouver ou retrouver un document ou un objet précis génère du stress et vous fait souvent remettre la tâche au lendemain, faute de savoir où se trouvent les éléments permettant d'en venir à bout. Cette procrastination vous mine sans que vous en ayez forcément conscience, et peut provoquer des troubles du sommeil, voire des maladies psychosomatiques.
- Pour ranger efficacement, réservez un espace dégagé (une pièce, une grande table, etc.). Puis commencez par les objets ou documents qui vous semblent importants ou qui se trouvent juste à côté de cet espace dégagé. Entassez-les par catégorie, sans chercher à entrer dans les détails, mais en créant une classification qui vous est propre (papiers, nourriture, objets, etc.). De proche en proche, vous dégagez de l'espace que vous pourrez utiliser pour augmenter votre surface de classement. Le résultat de ce travail est de transformer un espace désordonné en un espace classifié. Le simple fait de classer, même grossièrement, vous permettra de faire l'inventaire de votre environnement, et même certains aspects de votre vie. Mettez des étiquettes sur chaque tas : en leur donnant un nom, vous créez une « clef de répartition ».

- L'étape suivante est plus ardue. Elle consiste à examiner chaque tas dans le détail, ce qui va vous obliger à faire des sous-classements, donc des « dossiers » (une collection de poupées russes est un « dossier » au même titre que vos factures d'électricité). Vous allez pénétrer alors dans des compartiments de votre vie oubliés voire refoulés.
- La suite viendra d'elle-même. Votre esprit va regrouper tous ces « dossiers » et les réorganiser. Et même si vous décidez finalement de tout remettre dans le désordre initial, il y aura une différence de taille : vous savez tout ce qui traîne dans votre maison depuis des années et tous ces éléments sont désormais rangés dans votre tête. Vous serez alors en mesure de vous poser ces questions : Je jette ? Je garde ? Pourquoi ? Une véritable thérapie !

S’organiser pour se simplifier la vie

L’organisation peut simplifier la vie. Au-delà de la simple gestion du temps ou de l’espace, on améliore sans le savoir sa santé, mais aussi la relation à soi et aux autres. Pour autant, l’organisation doit rester un moyen, un outil et une arme. Mais elle n’est pas un but en soi.

GOUVERNÉS PAR NOS HORLOGES

Pris entre son horloge biologique gérée par l’hypothalamus (voir p. 265) et les contraintes extérieures (horaires, environnement, saisons…), notre corps a besoin de rythmicité, de repères réguliers.

Une certaine régularité dans l’existence (heure du coucher ou des repas par exemple) facilite ainsi certaines fonctions simples (sommeil, appétit, digestion, transit intestinal…) ou plus complexes (ovulation, rythmes circadiens du cortisol, sécrétion d’insuline…).

Organiser son temps aide le corps et l’esprit à s’inscrire dans le flot des tâches à accomplir. C’est aussi vivre avec les autres, donc entretenir des rapports sociaux harmonieux (voir p. 223).

La ponctualité est un bon marqueur d’une bonne organisation du temps. Toutefois, à force de vouloir toujours arriver à l’heure, on finit par se pourrir la vie et celle des autres. Ceux qui arrivent régulièrement en retard ont généralement peur de perdre du temps à attendre leur rendez-vous – à moins que ce ne soit un moyen d’exercer leur pouvoir sur les autres. À l’inverse, ceux ont besoin d’arriver systématiquement en avance ont sans doute l’impression de respecter ainsi le temps des autres, sans se douter de la pression qu’ils font peser sur leur entourage. Entre ces deux extrêmes, il y a enfin ceux qui arrivent toujours à l’heure pile… et qui ont du mal à supporter ceux qui ne font pas comme eux. Ces trois comportements ont tous à voir avec le besoin de se rassurer, mais leur côté systématique peut facilement avoir des conséquences au plan personnel, professionnel ou familial.

Selon les âges de la vie, le temps ne passe pas à la même vitesse, et plus on vieillit, plus on a l'impression qu'il file. Réorganiser son temps peut alors devenir une nécessité.

Concrètement…

- Dressez, dans un carnet que vous pouvez consulter régulièrement, une liste des tâches à accomplir avec des dates butoir (les impôts, les inscriptions, les rapports, etc.). Certaines tâches pénibles peuvent attendre, et d'autres plus sympathiques ne le peuvent pas. Essayez d'alterner les corvées et les tâches moins lourdes. Rayez au fur et à mesure les tâches à accomplir dans l'ordre de leur priorité. Il est parfois utile de se pencher sur l'année écoulée et de voir tout ce qui a été fait, ce qui a été plaisant ou non, réussi ou raté. C'est ainsi que l'on peut mieux se connaître.
- Évitez de remettre les choses au lendemain. La procrastination envahit l'inconscient, qui se « venge » par des maladies psychosomatiques ; elle pèse sur le caractère, ce qui nuit à vos rapports avec autrui ; surtout, elle ne résout pas le problème – la tâche reste toujours à effectuer.
- En cas d'insomnie, plutôt que de vous retourner dans votre lit, levez-vous et accomplissez l'une de ces tâches que vous répugnez à faire. Miracle, le sommeil viendra dès qu'elle sera achevée.

LES LOISIRS AUSSI, ÇA S'ORGANISE

Les moments de loisir sont généralement très courts, pris en sandwich entre le travail, la famille, les courses et les tâches administratives.
Les loisirs doivent avant tout être du plaisir. Le jardinage par exemple réduit le stress, active le corps et occupe l'esprit ; la pratique d'un art, quel qu'il soit, demande des capacités spécialisées, un long travail d'apprentissage, de la méthode, la maîtrise d'une technique, toutes choses qui ne font que renforcer la « richesse intérieure ».
Le sport est un loisir par excellence, ses bienfaits sur la santé physique sont considérables (voir p. 114), de même que son impact sur le mental, l'acquisition de l'endurance, la nécessité de s'habituer à la douleur et de la dépasser, la recherche du « second souffle » au-delà duquel on n'est plus essoufflé, et la libération des fameuses endorphines (voir p. 274).

Certains loisirs sont plus centrés sur les contacts humains. Les voyages permettent l'immersion dans d'autres cultures, ils aident à relativiser et, à prendre du recul. Plus les contacts humains sont répétés, riches, fructueux et positifs, plus ils renforcent notre capacité à comprendre les autres et à nouer avec eux des relations harmonieuses (voir p. 223).

Le jeu oblige à développer des capacités organisationnelles qui sont essentielles pour développer la richesse intérieure. Il permet de s'ouvrir aux autres. Car avant de jouer contre les autres, on joue avec! Outre le caractère ludique évident des jeux de société (bridge, Scrabble, échecs, go...), ils sont un instrument de socialisation et ils permettent de détourner l'esprit de la douleur.

On pourrait multiplier les effets bénéfiques des loisirs: les films, surtout ceux qui font rire, les conférences, les expositions, le bénévolat, l'engagement pour des causes... Il existe mille et une façons de se faire du bien, de se renforcer soi-même, de s'ouvrir aux autres et finalement de changer son destin.

Concrètement...

- Choisissez un loisir qui vous fait plaisir à vous et non à votre entourage, sinon ce n'est plus un loisir mais une tâche de plus à accomplir.
- Si vous avez plusieurs loisirs, essayez de les classer par ordre d'intérêt, ou de plaisir attendu pour vous. Puis regardez dans cette liste, ceux qui vont renforcer votre « richesse intérieure » ou votre « ouverture sur les autres ». Ou les deux. Si ce ou ces loisirs ne vous semblent pas en mesure de développer l'un ou l'autre, demandez-vous s'ils doivent vraiment faire partie de la liste.

CHAPITRE 10

Vivre en paix avec les autres

« L'enfer, c'est les autres ! » Cette phrase tirée de la pièce *Huis Clos* de Jean-Paul Sartre est souvent citée mal à propos. Ce qu'elle sous-entend est d'ailleurs plus subtil qu'il n'y paraît, comme s'en est expliqué son auteur : « De fait, l'autre, mon semblable, est un véritable écran sur lequel se projettent mes pensées. Les autres sont au fond ce qu'il y a de plus important en nous-mêmes, pour notre propre connaissance de nous-mêmes. Quand nous pensons sur nous, quand nous essayons de nous connaître, au fond nous usons des connaissances que les autres ont déjà sur nous. On se juge avec les moyens que les autres nous ont fournis pour cela. Quoi que je dise sur moi, toujours le jugement sur autrui entre dedans. Ce qui veut dire que si mes rapports sont mauvais, je me mets dans la totale dépendance d'autrui, et alors, en effet, je suis en enfer. »

L'issue pour en sortir ? Entretenir avec les autres des rapports bienveillants, ce qui implique d'entretenir aussi avec soi, corps et esprit confondus, des rapports bienveillants…

Les problèmes relationnels influent sur notre santé

La relation aux autres est au cœur même de certaines maladies : dépression, crises d'anxiété, troubles du sommeil, TOC, addictions… D'autres pathologies ont un lien certain, mais moins bien établi : psoriasis, vitiligo, poussées de maladie de Crohn ou de rectocolite hémorragique, ulcère gastrique, poussées d'hypertension artérielle… Et pour d'autres encore, on suspecte fortement un lien sans qu'il soit démontré : cancers, maladies neurologiques, dérèglements hormonaux. Agir sur ses relations toxiques avec les autres revient souvent à cesser de s'empoisonner soi-même !

DE LA RELATION AUX SENTIMENTS

Les relations avec les autres parasitent l'esprit et renvoient à l'image que l'on imagine produire sur eux : que vont-ils penser ? que vont-ils dire ? quel impact cela aura-t-il sur ma réputation (sur ma e-réputation) ?
Pour sortir de ce dilemme, certaines personnes vont opposer des contre-feux, de nouveaux récits, des justifications, voire des mensonges qui peuvent les plonger dans des abysses de complications. D'autres vont être assaillis de sentiments qui les rongent : culpabilité, remords, jalousie, doute, impuissance, haine… La somme des émotions suscitées par autrui laisse dans le cerveau une trace : le sentiment[47]. Et cette trace peut se transformer au fil du temps : l'amour devient haine ; l'amitié, détestation ; le respect, jalousie ; l'ennui, rejet ; la patience, exaspération… Mais l'inverse est vrai aussi, à condition d'accomplir un travail sur soi qui passe souvent par la compréhension des enjeux, voire par le pardon (voir p. 227).

DE LA RELATION AUX ÉMOTIONS

Toute émotion s'appuie sur un mécanisme biologique complexe qui met en jeu les cinq sens, le centre des émotions situé dans le cerveau (système limbique), la mise en mémoire de cette émotion et toute une cascade de neurotransmetteurs très spécialisés. Les émotions positives interviennent directement sur le circuit plaisir-récompense (voir p. 265). À l'inverse, les émotions négatives, comme la peur, s'accompagnent de signes (palpitations, sueurs, pâleur, mal au ventre...) dus à la stimulation du système sympathique par la glande surrénale. Et ce stress, lorsqu'il devient chronique, agit sur notre immunité, donc sur les défenses de l'organisme (voir p. 236).

Une connaissance plus approfondie des neuromédiateurs (molécules qui assurent la transmission de messages chimiques d'un neurone à l'autre) a ainsi permis de mieux mesurer l'importance des émotions dans la genèse et l'entretien des maladies (neurologiques, digestives, dermatologiques...).

LA PAROLE ET L'EXPRESSION DES ÉMOTIONS : DES CONTRE-FEUX À LA MALADIE

La parole est un moyen de prévenir certaines maladies ou d'en atténuer les effets et d'en limiter l'impact. Car « ce qui ne s'exprime pas s'imprime ».

La parole consiste à verbaliser le cheminement d'une pensée. Et cette pensée peut se construire en même temps qu'on l'exprime, dans une sorte d'improvisation qui fait jouer l'intelligence et les émotions. Exprimer une pensée la rend plus claire. Et la réaction des autres face à ce que nous exprimons permet souvent d'améliorer notre discours et notre pensée. Le dialogue s'installe, qui révèle des clés pour mieux se comprendre mutuellement.

Le lien entre parole et prévention peut s'expliquer assez facilement : en verbalisant une émotion ou un sentiment, on devient plus à même de l'observer en tant qu'objet, donc de l'apprivoiser. C'est sur ce principe que s'articulent les psychothérapies. Le fait de pouvoir parler, d'exprimer sa souffrance, permet de s'en décharger un peu et de limiter la douleur ou l'angoisse qui en découle. Dans la maladie comme dans les mauvaises passes de la vie, **les mots calment les maux.**

La parole « écrite » joue un rôle similaire. L'écriture n'est pas réservée qu'aux écrivains ! On peut toujours écrire pour soi et pour ses proches, cela fait du bien. Plusieurs études ont montré que la rédaction d'un journal ou « l'écriture émotionnelle » améliorait l'état de santé et renforçait l'immunité.
La parole, enfin, quelle que soit la forme qu'elle emprunte (écriture, verbalisation, dessin, etc. – on parle bien « d'expression » artistique), est le meilleur moyen dont nous disposons pour améliorer nos rapports aux autres, si souvent impliqués dans nos maladies.

Concrètement...

Stimulez votre intelligence émotionnelle

- Identifiez vos émotions et exprimez-les, non sous forme de jugement sur l'autre (*tu* ne comprends rien, tu n'écoutes jamais ce qu'on te dit, etc.) mais sous forme de ressenti (*je* me sens incompris, *je* ne me sens pas entendu). L'autre ne pourra vous objecter que vous avez tort puisque c'est *votre* ressenti. En plus, il ne se sentira pas mis en accusation, du coup, la communication passera mieux.
- Essayez de vous mettre à la place de l'autre et de voir les choses de son point de vue, parfois ça aide radicalement (empathie).
- N'essayez pas de changer l'autre pour qu'il devienne votre miroir, ou la personne que vous jugez idéale. La richesse de la relation se nourrit de la complémentarité et de la diversité des points de vue.
- Posez-vous la question suivante : voulez-vous régler vos comptes ou régler la situation ?
- Évitez la loi du « tout ou rien », bien souvent vous n'obtiendrez rien.
- Commencez par rassurer l'autre. S'il y a des étincelles, elles auront moins d'importance.
- Évitez de prêter à l'autre des sentiments ou des émotions qui sont les vôtres, car si vous vous trompez, vous déclencherez encore plus d'agressivité. Si vous devez interpréter ou « psychologiser », ne le faites que pour vous-même.
- Une « panne » dans la relation ne signifie pas l'absence d'intérêt ou d'amour. On peut s'investir un peu moins à un moment sans que le lien ait disparu. Il faut accepter les hauts et les bas, qui font partie du cours normal de la relation.

- Osez passer l'éponge et pardonner.
- Même les messages d'agressivité envoyés par l'autre peuvent être des appels à la parole et au partage.
- Un simple contact peut déminer une situation. Donc, n'ayez pas peur de manifester vos émotions par des gestes et par le toucher.

Exprimez-vous !

- Vos idées et vos émotions vous sembleront plus claires quand vous les aurez exprimées.
- Dans les situations difficiles ou conflictuelles, si vous redoutez une confrontation verbale, n'hésitez pas à vous parler à vous-même, à haute voix et dans un lieu isolé. Cela vous permettra de verbaliser et d'anticiper la discussion, un peu comme dans les jeux de rôles utilisés dans certaines thérapies.
- Vous parlez aussi avec vos gestes et vos mimiques (langage non verbal) : un regard, un sourire, un hochement de tête, un contact avec la main, peuvent déminer une situation explosive.

Du pardon à l'apaisement

En dehors de toute conviction religieuse, le pardon est un cheminement intellectuel et émotionnel aux vertus réparatrices. La vengeance pas plus que la rumination n'entraînent l'apaisement. Quant à l'oubli, il est illusoire, car ce qui est enfoui surgit souvent bien après coup sous forme de maladie psychosomatique.

Le pardon est une voie plus abrupte mais plus bénéfique, car il permet la reconstruction. Exprimer votre plainte face à la personne qui vous a agressé permet d'évacuer une partie de votre ressentiment et lui donne l'occasion de s'excuser, ce qui rend alors le pardon possible sans trop d'effort. Si elle ne regrette pas son geste, le processus de pardon devient encore plus nécessaire. Il passe par un travail sur vous qui consiste à déconnecter la personne de son acte, ce qui permet de vous distancier d'elle et de ne plus considérer que l'acte qui vous a blessé. Il devient alors possible de vous mettre à la place de l'autre, donc de vous demander ce que vous auriez fait si vous aviez été dans sa position. C'est ce qu'on appelle l'empathie, dernière étape avant le pardon réel d'où naît le véritable apaisement.

- Vous avez du mal à vous exprimer ou à exprimer vos émotions ? Écrivez, chantez, dessinez, inscrivez-vous à un cours de théâtre.
- Certaines psychothérapies sont centrées sur la parole, d'autres sur la libération des émotions, cela peut vous aider.

Pour mieux communiquer, traquez vos pensées négatives

Stériles et stéréotypées, les pensées négatives créent des émotions désagréables. Apprenez à les identifier pour les remplacer par des pensées à la fois positives et réalistes. Les psychologues ont listé dix pensées dysfonctionnelles très répandues.

- **La surgénéralisation.** On généralise une (ou plusieurs) expérience négative à toutes celles qui viennent ensuite : « Tous les hommes sont comme ça. »
- **Le focus sélectif.** On se focalise sur ce qui ne va pas, sans tenir compte de tout le reste qui va bien.
- **Le tout ou rien.** C'est un ultimatum qui provoque de la souffrance.
- **La disqualification du positif.** Les indices positifs ne sont jamais pris en compte : le compliment qu'on n'accepte pas, le fait d'être perturbé par des félicitations.
- **La conclusion hâtive.** On imagine le pire... et on y croit ! (« Je sais d'avance ce que tu vas me dire ! »)
- **Le raisonnement émotionnel.** L'émotion ressentie face à un événement a valeur de réalité : par exemple, comme on est fatigué ou excédé, on trouve, par principe, le rapport de son collègue mauvais ; de même, si on n'aime pas son collègue, tout ce qui vient de lui est rejeté.
- **L'étiquetage.** Il s'agit de jugements négatifs définitifs, en lien avec nos émotions, que l'on porte sur les autres (ou sur soi), ce qui ne permet pas de découvrir d'autres facettes de la personne (ou de soi-même) : « De toute façon, c'est un imbécile. »
- **Les fausses obligations.** Il s'agit des objectifs arbitraires et généralement irréalistes que l'on se fixe ou que l'on assigne aux autres : « Je dois faire mon ménage tous les jours », « Mon fils doit absolument décrocher une mention. »
- **La personnalisation.** Dans cette situation, on prend sur soi un échec ou une situation difficile : « C'est à cause de moi si mon mari déprime. »
- **L'exagération.** « Tu arrives toujours avec deux heures de retard », « À chaque fois c'est pareil ».

L'équilibre au travail

Le travail est inhérent à la condition humaine. Qu'on le déplore ou qu'on s'en réjouisse, c'est ainsi. Il est le moyen de gagner sa vie, mais aussi de jouer un rôle dans la société. Rien ne peut se faire sans travail et la vie sociale ne peut se concevoir sans lui.

DONNER DU SENS À SON TRAVAIL

On ne travaille pas que pour gagner sa vie. Chacun peut y trouver une motivation supplémentaire : pouvoir, influence, réalisation de soi, recherche du succès ou de la reconnaissance, montage de projets, seul ou en groupe… Ces bénéfices donnent au travail sa valeur irremplaçable. Avec un impact bien réel sur l'épanouissement personnel et sur la santé.

L'harmonie au travail se repère immédiatement : ce sentiment impalpable qui flotte dans l'air, cette fluidité dans les rapports, les sourires qui s'affichent, l'impression que tout va de soi, qu'aucune menace ne pèse sur les épaules de personne, comme une partition sans fausses notes.

La recherche de l'harmonie au sein d'un groupe est donc un moyen de se protéger soi-même.

La satisfaction au travail est essentielle elle aussi. Un sentiment positif sera communicatif et contribuera à entretenir un climat serein, voire de l'enthousiasme et des initiatives. L'insatisfaction, elle, insinue un climat de morosité délétère, une sorte de vent négatif qui souffle sur les esprits.

La valeur du travail accompli représente une gratification qui vient nous motiver quand nous n'avons pas envie de nous lever le matin ou que notre vie professionnelle nous pèse.

Concrètement…

Il est difficile de changer un système. Par contre, il est plus facile de changer le regard que l'on porte sur le système.

- Prenez conscience que, dans une entreprise, même petite, vous êtes l'un des maillons d'une chaîne. Tout ce qui risque d'affaiblir l'un des maillons rejaillit sur l'ensemble du personnel. C'est valorisant, chacun est absolument indispensable pour maintenir la chaîne.
- « Quand on ne fait pas ce qu'on aime, on aime ce que l'on fait. » Parvenir à aimer ce que vous faites même si vous n'avez pas beaucoup de considération pour votre emploi vous aidera à accéder à une acceptation, avec à la clé une souffrance moindre.
- Envisagez l'autre avec bienveillance en vous demandant si vous accepteriez d'être traité comme vous traitez les autres.

QUAND LE TRAVAIL REND MALADE

Travailler oblige souvent à aller contre son rythme, se lever tous les matins, parfois très tôt, subir la fatigue des transports ou les intempéries, quitter son « intérieur » pour aller vers « l'extérieur » parfois hostile, tout cela sans oublier les risques physiques et psychiques inhérents au travail lui-même.
À cela s'ajoutent les maladies professionnelles (des dizaines de milliers tous les ans donnent lieu à un arrêt de travail). Le contact avec des produits dangereux est de plus en plus encadré pour réduire les risques de cancers,

Les médecins du travail sont là pour vous aider

Consultez un médecin lorsque s'installent des petits maux récurrents, surtout lorsque vous exercez une profession à risque dans le domaine industriel, les transports, le BTP.
Le médecin du travail a pour rôle de dépister les maladies professionnelles, et à prévenir les accidents survenant au travail. Sa position est parfois mal perçue par les salariés qui voient ce médecin comme un cadre salarié de l'entreprise, et donc « à la solde du patron ». De fait, sachez que ce médecin conserve son indépendance de vue, ne serait-ce que parce qu'il doit répondre de ses actes devant l'Ordre des médecins et respecter le Code de déontologie. Par ailleurs, il est lié par le secret professionnel, comme tous les autres médecins. La relation avec votre médecin du travail est essentielle pour améliorer vos conditions de travail.

d'affections respiratoires et cutanées, de désordres sanguins, de troubles neurologiques. La place de la médecine du travail est ici fondamentale.
Mais il reste encore beaucoup de progrès à faire pour les pathologies chroniques, comme les troubles musculo-squelettiques, les douleurs du dos et du cou, dus à du matériel de bureau obsolète ou inadapté.

LE STRESS AU TRAVAIL

Le stress est sans doute l'un des pourvoyeurs les plus connus de risques au travail. Cet état est ambivalent : il peut stimuler lorsqu'il est ponctuel, mais devient vite délétère lorsqu'il est récidivant (voir p. 236). C'est l'une des grandes causes transversales de nombreuses maladies (cardiovasculaires, cutanées, psychosomatiques, digestives, auto-immunes, neurologiques, endocriniennes, etc.).
Le *burn out*, ou épuisement professionnel, ne cesse de s'accroître. C'est généralement le stade ultime de la souffrance au travail, qui s'exprime sous forme de « pétage de plomb » ou de dépression, voire d'actes suicidaires.
Mais d'autres signes récurrents peuvent constituer des alarmes sérieuses : les douleurs musculaires (lumbagos, torticolis, contractures, douleurs dorsales ou des épaules), les infections à répétition (angines, rhinopharyngites, cystites…) ; les douleurs fonctionnelles (colopathies, intestins irritables, problèmes digestifs) ; les troubles psychiques, en particulier troubles du sommeil, anxiété et dépression ; certains dérèglements hormonaux (règles irrégulières, voire absentes) ; les maladies cutanées (psoriasis, eczéma…) ; l'hypertension artérielle ; les problèmes liés au bruit, etc.

LES SIX CAVALIERS DE L'APOCALYPSE

Des études pléthoriques ont mis en évidence les facteurs de risque précis responsables de stress et de maladie au travail. Ils sont au nombre de six.

- **L'intensité et le temps de travail.** De nombreuses personnes souffrent de contraintes de rythme, d'objectifs flous, irréalistes ou mal définis par la hiérarchie, de demandes au-delà de leurs compétences, d'instructions contradictoires, de journées de travail longues ou rallongées par des trajets importants, d'horaires atypiques ou décalés, voire imprévisibles.

- **Les exigences émotionnelles.** Toute entreprise renvoie une image propre, ce qui oblige ceux qui y travaillent à façonner leurs émotions (sourire, amabilité, gestion des tensions avec le public ou avec les clients, attitude positive quoi qu'il arrive...). Ce contrôle des émotions est une véritable contrainte qui augmente de façon exponentielle la pénibilité du travail.
- **Le manque d'autonomie.** Pouvoir être autonome dans son travail et n'en répondre que devant soi-même est quasi impossible si on ne travaille pas à son compte. Tout salarié doit accomplir une tâche selon un objectif fixé à l'avance et en rendre compte. Il peut y avoir quelques marges pour l'auto-organisation, mais elles doivent s'inscrire dans le projet d'entreprise. L'équilibre à trouver est souvent compliqué.
- **Les rapports sociaux dégradés.** Ils sont dus au ressenti d'un manque d'équité (disparité entre les avantages accordés aux uns pour le même poste de travail). L'éventail est large : relations tendues avec les homologues ou les supérieurs, perspectives de carrière incertaines, tâches inadéquates par rapport aux compétences, sentiment d'injustice dans l'évaluation du travail.

Repérer le burn out

L'association des troubles suivants doivent vous faire penser au *burn out* et vous inciter à consulter rapidement un médecin :

- des problèmes de sommeil (insomnies, impression d'un sommeil non réparateur, cauchemars) ;
- une fatigue dès le matin ;
- une tristesse, un sentiment de dévalorisation ;
- un état de stress récidivant ou permanent au travail ;
- des problèmes professionnels ou familiaux qui se multiplient ;
- un sentiment de souffrance au travail : impression d'être toujours débordé, stress, insatisfaction, manque de reconnaissance, surcharge, ordres contradictoires, harcèlement, etc.

- **Les conflits de valeurs.** Il peut exister une distorsion entre les valeurs de la personne et celles de l'entreprise, ce qui entraîne un conflit moral (accomplissement d'un travail que l'on juge inutile ou frauduleux, promotion d'un produit que l'on sait dangereux ou inefficace, etc.). Les spécialistes parlent même de « conflit éthique ».
- **L'insécurité au travail.** La précarité s'accroît du fait des contrats de travail à durée déterminée (CDD) et de la fragilité des entreprises. Cela provoque un sentiment d'insécurité, tant pour la pérennité de l'emploi que pour les risques de restructuration de l'entreprise ou du maintien du salaire.

LES CONFLITS AU TRAVAIL

Au travail, il se rejoue ce qui se joue dans la vie, la même palette d'émotions et de sentiments, les mêmes peurs, les mêmes envies : la jalousie et le sentiment que l'autre a plus alors qu'il mérite moins, la convoitise, la volonté de monter dans la hiérarchie au détriment des autres s'il le faut. Les non-dits et les mensonges, les humiliations non digérées, les frustrations, le sentiment d'être « pressé comme un citron ». Les conflits non résolus, les malentendus non dissipés, l'incapacité à pardonner un manquement ou une agression ; la délation et la médisance…

L'effet « patate chaude » (le directeur stresse le sous-directeur qui stresse son contremaître, etc.), le syndrome du « petit chef » (mise en pression sur les subordonnés), voire le harcèlement et la maltraitance, qui sont générateurs de dépression, d'anxiété, et de maladies psychosomatiques, voire dans certains cas, de suicides.

Tout ce catalogue de petits « péchés » et pensées négatives finit par altérer la communication et le bien-être au travail. Les risques s'additionnent, se combinent et finissent par peser lourd sur les épaules. Ils s'inscrivent dans la durée, sont nombreux, parfois antagonistes, voire incompatibles, et surtout ils sont subis en ayant l'impression qu'on ne pourra rien y changer sauf à quitter son emploi.

Concrètement…

- Bien des conflits sont dus à des malentendus ou des suppositions (on pense que l'autre pense des choses qu'en réalité il ne pense pas). Pourquoi ne pas poser la question franchement ?
- Mettez-vous à la place de l'autre. Ce moyen très simple, assimilable à l'empathie, vous permettra à la fois d'anticiper les réactions de la personne avec laquelle vous êtes en conflit et de vous demander ce que vous ressentiriez à sa place. Bien souvent, on se rend compte alors que notre position n'est pas si inacceptable que cela.
- Essayez de toujours relever ce qu'il y a de bien chez votre collègue et de le dire plutôt que de distiller à qui veut bien l'entendre tout ce qu'il fait de mal. Ceci pour la simple raison que si ce que vous dites est faux, cette délation risque de vous revenir en boomerang, et que si c'est vrai, la personne incriminée vous en voudra encore plus de l'avoir révélé.
- Insufflez des pensées positives autour de vous, cela servira à votre entourage, et à vous aussi par ricochet.
- Repérez chez l'autre ce que vous pouvez imiter ; observez aussi ce que vous pouvez éviter.
- Soyez sincère avec bienveillance : certaines vérités ne sont pas toujours bonnes à dire.
- Quand les ennuis surgissent, faites le canard : couvrez-vous, laissez glisser et attendez la fin de l'orage, ça finira par se calmer.
- Avant d'accomplir un acte que vous pourriez regretter, pensez que « tous nos actes nous suivent », et parfois nous rattrapent !

CHAPITRE 11

Cesser de se faire du mal

Il y a mille et une façons de se faire du bien et sans doute autant de se faire du mal. Le drame, c'est que le mal qu'on se fait découle souvent des excès à se faire du bien. À force de rechercher des moyens de compenser quand la vie nous bouscule, nous tombons dans la dépendance, voire dans l'addiction, qui ouvre la voie à la maladie.

Sur l'échelle de Richter des substances à risque, le tabac est le premier des poisons, bien avant l'alcool. D'où les campagnes de prévention, les emballages à tête de mort, les messages dissuasifs qu'on ne lit plus.

Le stress pourrait lui aussi monter sur le podium des plus grands *serial killer* de l'humanité, tant ses conséquences sont lourdes pour notre santé (troubles cardiovasculaires, psychosomatiques, etc.).

Face au stress ou au manque, un plaisir banal peut, chez certaines personnes, se transformer en compensation : on mange, on boit, on prend des toxiques pour faire face à une perte douloureuse – être cher, pays, famille, possession d'un bien. La source de plaisir devient une sorte de médicament aux effets délétères : consommation en excès, addiction, sans oublier les difficultés du sevrage.

Contre toutes ces menaces, il existe heureusement des issues. À condition de prendre conscience de ce qui nous est nuisible, il devient possible de s'en sortir, parfois tout seul, parfois avec l'aide d'un médecin ou d'un thérapeute.

Le stress aux deux visages

Le mot « stress » provient du latin *stringere*, « serrer », que l'on retrouve dans le vieux français *estrece*, qui signifie « étroitesse », « oppression ». Le stress est une réaction naturelle de l'organisme face à une situation, un processus normal d'adaptation à son environnement. Il alerte et permet de réagir en conséquence. Il peut même être stimulant pour relever un défi, accomplir des choses nouvelles et s'adapter à de nouvelles situations. Il ne devient réellement pernicieux que lorsqu'il déborde l'organisme (stress aigu répété) ou qu'il se fait récurrent (stress chronique). Le corps subit alors une véritable usure à l'origine de la survenue précoce de maladies.

COMMENT LE STRESS REND MALADE

Le stress aigu entraîne la sécrétion d'hormones de l'éveil (adrénaline, cortisol) : les pupilles se dilatent, le cœur palpite plus vite, la fréquence respiratoire s'accélère, la tension s'élève, le sucre grimpe dans le sang, les artères périphériques se resserrent, d'où l'impression de froid aux extrémités, les poils se dressent, on ressent des sueurs froides, une vasoconstriction se produit au niveau digestif, avec une sensation de mal au ventre. Les muscles et le cerveau disposent de toutes les ressources nécessaires (oxygène et sucre) pour se mettre rapidement en mouvement, les sens (vision, audition, olfaction) sont en éveil. Bref, on est prêt à réagir à la situation.

Avec **le stress chronique**, le système cardiovasculaire subit les flashs répétés d'adrénaline et se détériore. Parallèlement, le cortisol (l'hormone du stress) épuise le système immunitaire. Ces coups de semonce répétés entraînent une déperdition du magnésium, qui favorise une plus grande susceptibilité au stress. C'est un cercle vicieux.

Le stress chronique entretient l'inflammation chronique (voir p. 42), d'où découlent de nombreux troubles : obésité, diabète, maladies cardiovasculaires, bronchites chroniques obstructives, maladies dégénératives du cerveau, dépression, arthrose, ostéoporose, syndrome de fatigue chronique,

cancer, etc. Un des autres pièges du stress chronique est la compensation, qui peut parfois conduire à des addictions (voir p. 240).
Mais **plus que le stress lui-même, c'est la manière de réagir aux événements stressants qui agit sur la santé**. Les personnes « velcro », sur qui tout s'accroche, finissent par développer des problèmes de santé, alors que les personnes « teflon », sur qui tout glisse, sont moins affectées physiquement. Selon le chercheur David Almeida[48], qui a dirigé une d'une étude passionnante, « la manière dont on réagit dans sa vie actuelle a un impact sur sa santé dans les dix ans à venir, et ce, quels que soient l'état de santé actuel ou les futurs événements stressants auxquels on pourrait être confronté ».

UN AMPLIFICATEUR DE LA MALADIE

À lui tout seul ou associé à d'autres facteurs, le stress peut être impliqué dans un grand nombre de troubles et pathologies[49] :

- **manifestations neuromusculaires** : fatigue chronique, crampes, lombalgies, cervicalgies, torticolis, tics, tremblements, fourmillements, douleurs, etc. ;
- **manifestations rhumatologiques** : petits déplacements vertébraux, tendinite, syndrome du canal carpien, etc.
- **manifestations cardiovasculaires** : palpitations, tachychardie, hypertension, migraine, acouphènes, etc.

La surrénale, glande du stress

La glande surrénale est située au-dessus du rein. Sa partie centrale (la médullo-surrénale) fabrique de l'adrénaline, l'hormone du stress, capable de mobiliser en une seconde tout l'organisme en cas de danger immédiat. Sa partie périphérique (la cortico-surrénale) fabrique du cortisol, essentiellement pendant la journée. Le cortisol active tous les métabolismes. En particulier, il augmente le glucose disponible dans le sang, fait fondre les graisses et détruit les protéines pour fournir des acides aminés disponibles. Tout cela pour réagir au danger.

- **manifestations allergiques** : eczéma, rhinite, asthme, etc.
- **manifestations dermatologiques** : perte des cheveux, pelade, psoriasis, rougeurs et pâleur du visage, etc.
- **manifestations psychologiques** : anxiété, nervosité, hyperréactivité, insomnies, attaques de panique, aggravation des dépendances (alcool, tabac, sucre, drogues), dépression, etc.
- **manifestations digestives** : aérophagie, pesanteur gastrique, reflux gastro œsophagien, syndrome du côlon irritable, gastrite, ulcère, constipation, maladie de Crohn, etc.
- **manifestations gynécologiques** : syndrome prémenstruel, rétention d'eau, perturbation du cycle, cystites sans germe, absence de règles liées au stress, etc.
- **manifestations respiratoires** : « boule » dans la gorge, oppression respiratoire, hyperventilation, asthme, etc.
- **manifestations psychologiques chez l'enfant** : maux de ventre, difficulté d'endormissement, réveils nocturnes, fatigue dans la journée avec difficulté de concentration, infections à répétition, tics, bégaiement, etc.

Pour le Dr Jean-Paul Curtay, pionnier de la nutrithérapie en France et spécialiste du vieillissement, le stress chronique « serait impliqué directement ou indirectement dans 75 à 90 % des pathologies. Ces troubles et pathologies sont eux-mêmes vécus comme des stress. Ce qui entraîne des cercles vicieux interférant avec l'efficacité des traitements. »

Concrètement…

Inscrivez votre lutte antistress dans le temps. Voici quelques conseils pour procéder à court, moyen et long terme.

À court terme, pendant la crise

- Respirez à fond, régulièrement et profondément. Cela améliore l'oxygénation et stimule le nerf parasympathique dont les effets combinés ralentissent le cœur. Rythme cardiaque et respiratoire diminuent et entrent en résonance. C'est la « cohérence cardiaque ». Le taux de cortisol baisse, celui de certains neurotransmetteurs (dopamine, sérotonine, ocytocine) augmente. La sensation de calme, d'apaisement et de bien-être s'installe et peut durer plusieurs heures.

- Visualisez des éléments « calmants » en vous réfugiant dans une « bulle de sécurité », un univers qui vous rassure où rien ne vous menace (voir p. 279).

À moyen et à long terme

- Endormez-vous tous les soirs sur des pensées positives (trois petits bonheurs) : concentrez-vous sur ce qui a été agréable au cours de votre journée, même si c'est un plaisir sans importance. La nuit fera le reste...
- Chassez les émotions négatives grâce à cette technique de visualisation : imaginez ce qui vous stresse sous forme d'une photo en couleur sépia et remplacez-la mentalement par une image positive en couleur. La répétition de cet exercice permet d'effacer peu à peu l'émotion négative.
- L'activité physique régulière permet de diminuer les tensions musculaires, de fabriquer des endorphines (voir p. 274) et d'évacuer le stress.
- Les techniques comme le tai chi, le yoga, la méditation nécessitent une véritable initiation, mais les résultats sont souvent fabuleux ! Trois mois intensifs de méditation agissent sur l'activité des télomérases, enzymes essentiels dans la protection contre le vieillissement cellulaire, impliqué dans la plupart des maladies chroniques[50].

L'addiction nous menace tous

Introduit en 1960 en rapport avec l'alcool, le concept d'addiction a été étendu en 1977 à la notion de compensation par un produit. Plus tard, il s'est appliqué aux addictions comportementales ou « addictions sans drogue ».
On peut être addict à tout, à un produit (légal ou non) comme à une activité. L'addiction est un phénomène plus global que la toxicomanie. Elle touche des personnes présentant une vulnérabilité biologique, mais que le plaisir provoqué par la rencontre avec un produit ou une activité a rendu totalement dépendantes.

LE MÉCANISME DE L'ADDICTION

Lors de la rencontre avec un produit ou avec une circonstance potentiellement addictive, le cerveau libère de la dopamine. Celle-ci va stimuler l'hypothalamus (voir p. 265), lequel est immédiatement informé du plaisir fourni par le produit et ouvre ses récepteurs aux endorphines (voir p. 274). Cette stimulation du circuit plaisir-récompense est le premier pas vers l'addiction.
Dès lors, le plaisir ne peut plus être obtenu que par la substance ou l'activité qui a provoqué la libération d'endorphines. Le cerveau cesse de produire ses endorphines naturelles. Le problème, c'est que l'organisme devient peu à peu insensible au produit addictif et à ses effets. Il faut donc augmenter les quantités pour obtenir le même plaisir (phénomène de tolérance) et « avoir toujours sa dose » pour éviter les douleurs dues au manque. Le système dopaminergique s'emballe et la recherche du plaisir devient obsessionnelle. On craque (« craving ») pour échapper au manque.
La libération de dopamine peut même survenir avant la prise : c'est le mécanisme de la dépendance psychique (on anticipe le plaisir de la cigarette juste après le café, car c'est le souvenir de cette expérience que l'on recherche à retrouver).

L'addiction est alors bien installée. Et lorsqu'on décide d'arrêter, on subit tous les effets du manque liés au sevrage.

LES CRITÈRES DE L'ADDICTION

Le psychiatre Aviel Goodman a défini des critères d'addiction désormais reconnus internationalement. On peut les résumer ainsi :

- une tension croissante avant de craquer ;
- une impossibilité à résister à l'impulsion, donc on craque ;
- un sentiment de plaisir ou de soulagement au moment du craquage ;
- une difficulté voire une impossibilité à se contrôler quand on craque ;
- le comportement addictif dure plus d'un mois ou s'exerce de façon répétée pendant une longue période ;

À ces critères s'ajoute un sixième si on totalise cinq des neuf comportements suivants :

- la réalisation du comportement addictif devient obsessionnelle (on y pense tout le temps) ;
- on a besoin d'augmenter les doses ou la fréquence pour obtenir le même plaisir ;
- on craque de plus en plus souvent ou plus longuement ;
- l'addiction occupe un temps important et même excessif ;
- elle entraîne une réduction des activités sociales, professionnelles ou familiales ;
- elle aboutit à une incapacité à remplir ses obligations sociales, familiales, professionnelles :
- malgré les problèmes et la prise de conscience de son addiction, la personne persiste dans son comportement ;
- la personne fait des efforts répétés pour réduire ou arrêter sa « drogue » ;
- la réduction, voire l'arrêt de l'addiction, provoque une agitation ou une irritabilité.

Tous ces comportements s'appliquent aussi bien à des substances (tabac, alcool, drogues, substances, médicaments, etc.) qu'à des activités (jeu, sexe, travail, achats compulsifs, etc.). La seule différence est que le produit rajoute aux effets pervers du comportement sa toxicité propre, ce qu'on appelle « l'effet pharmacologique ».

POURQUOI ON DEVIENT ADDICT

L'addiction est la conséquence d'une recherche répétitive d'un plaisir. Par la multiplicité des sources de plaisir qu'elle nous propose, notre société ouvre un champ infini à nos addictions. D'ailleurs, on peut dire que nous sommes tous addicts à quelque chose, le plus souvent sans en avoir conscience.
Face à nos addictions, il peut être important de se poser cette question : « Qu'est-ce que je cherche à compenser ? » Autrement dit : « Qu'est-ce qui ne va pas dans ma vie et que j'essaye de compenser ? » Car ce sont souvent les événements de vie (séparation, divorce, perte de l'emploi, décrochage scolaire, maltraitance, déracinement, ennui...) qui provoquent un besoin de fuite et la recherche d'un « refuge » pouvant conduire à l'addiction.
L'entrée dans l'addiction peut se faire par différentes voies. Le mal-être conduit vers l'addiction, qui provoque à son tour une désocialisation et fait entrer dans la dépression, laquelle entretient le cercle vicieux. Parfois s'y ajoutent l'alcool (voir p. 255) ou d'autres substances ayant des effets pharmacologiques spécifiques à l'origine de diverses maladies. Le tabac joue sur les deux tableaux, car son besoin s'insinue en nous par la voie comportementale (on fume pour entrer dans le groupe des fumeurs) et il nous rend pharmacologiquement addict à cause de la nicotine. Pour un plaisir somme toute très limité. On ne continue en fait à fumer que pour satisfaire un manque.

L'ADDICTION À UN PRODUIT

La notion de drogue couvre de nombreuses substances addictives qui n'ont pas toutes la même portée. Le tabac est une drogue terriblement addictive, aux effets catastrophiques sur la santé (voir p. 250), mais ses effets sur la

conscience et la santé mentale sont quasiment inexistants. C'est une drogue sociale, qui entre directement dans le modèle économique.
L'alcool détruit tout autant l'organisme, mais il a la particularité d'amener à l'ivresse, donc à un état de conscience modifié.
Un cran au-dessus, il y a des produits comme l'héroïne, le crack, la cocaïne, le cannabis, le LSD, la psilocybine, etc., qui entraînent une toxicomanie.
Selon les études, deux types de personnalités seraient plus à risque pour la recherche d'un état de conscience modifié : les personnalités antisociales, ayant une tendance au non-respect des règles, une faible tolérance à la frustration, parfois des attitudes délictueuses et qui recherchent des sensations émotionnelles que fournissent les produits ; et les personnalités *borderline*, plutôt impulsives, en quête de sensations extrêmes sur fond d'instabilité de l'humeur (joie ou anxiété excessive).
D'autres éléments entrent en ligne de compte, notamment, le hasard des rencontres et la vie avec ses pièges et ses tourments.

LES RAISONS DU BASCULEMENT

Sans doute existe-t-il à l'origine une fragilité biologique, « un terrain » et des circonstances propices. La rencontre avec le produit peut être festive (le joint qu'on se passe entre copains), compensatrice (pour oublier un traumatisme ou une épreuve), circonstancielle (le rail de coke dans certains métiers) ou fortuite. Seule certitude : la rencontre a lieu et elle procure un plaisir qui se répand dans toute la vie de la personne.

LES CONSÉQUENCES SUR LA SANTÉ

Outre les effets dus à la substance elle-même, la voie d'administration a son importance et ses… conséquences propres.
Les produits inhalés attaquent les voies respiratoires (trachéites, bronchites, emphysème, BPCO, etc.), passent dans le sang pour gagner toutes les cellules du corps (dont le cerveau), puis se dissolvent dans les urines après avoir été dégradés par le foie. Ainsi, le tabac est cancérogène (poumon, gorge, vessie, mais aussi sein et côlon) du fait des substances inhalées. Le sniff détruit les cloisons nasales, la pipe provoque le cancer de la langue.

Les drogues injectables entraînent un risque infectieux, en particulier un risque de septicémie parfois mortelle, mais aussi la migration possible d'un caillot ou d'une poussière pouvant provoquer une paralysie ou une perte de vision définitive. Sans compter les effets sur le cerveau (effet psychotrope) avec apparition de schizophrénie ou de psychose hallucinatoire chez les personnes prédisposées.
Par ailleurs, il s'instaure souvent une spirale infernale : la recherche et l'achat du produit peut amener à des actes illégaux ou à la prostitution, avec les risques d'IST. La combinaison alcool-drogue est également une grande pourvoyeuse de mortalité sur la route.

L'ADDICTION À UN COMPORTEMENT

Les comportements les plus courants (nourriture, jeu, travail, activité physique, sexe, achats, etc.) peuvent devenir déviants en raison de leur caractère excessif et de leur retentissement sur la vie sociale professionnelle, familiale ou relationnelle. Le mécanisme est celui de toute addiction : la personne est hantée par la reproduction du plaisir éprouvé et remplit tout ou partie des critères de Goodman (voir p. 241).

L'ADDICTION AU JEU

Le jeu fait partie des activités humaines normales. Mais il devient pathologique quand il prend le pas sur toutes les autres activités ou qu'il a des conséquences au plan social, familial, professionnel ou financier. Des vies se sont parfois brisées sur le mur du jeu pathologique. Le joueur joue pour jouer et pour gagner, même sans enjeu financier.
Le jeu solitaire a une place à part. Car au-delà de l'intérêt pour la partie (résolution d'une énigme, découverte de mondes, jeux de guerre ou de construction, etc.), le joueur addictif recherche souvent dans cette activité ludique un refuge face à des problèmes ponctuels ou à une existence difficile. La plongée dans ces mondes peut aboutir à une complète déconnexion, à un « décrochage », où le temps se dilate. Dans les situations extrêmes, plus rien ne compte, ni repas, ni horaires, ni lien social. Ce phénomène se rencontre souvent chez les adolescents décrocheurs ou les personnes au chômage.

Dans les jeux de société (bridge, échecs, etc.) et dans les jeux de groupes en ligne, la motivation tourne autour de la création ou de l'entretien d'un lien social réel ou virtuel. L'excès a dans ce cas moins d'effets secondaires, sauf lorsque les jeux viennent occulter tous les autres types de relations.
Les jeux d'argent ajoutent une composante spécifique encore plus addictive : le gain financier.
Addiction à un produit et addiction comportementale se conjuguent souvent. Or, des produits comme l'alcool ou la drogue altèrent le jugement et diminuent les capacités, donc la possibilité de gagner, qui est l'une des motivations du joueur.

L'ADDICTION À INTERNET

Internet, Facebook, Instagram, les jeux en ligne, le cybersex, etc. peuvent prendre tellement de temps qu'ils diminuent la quantité et la qualité du sommeil, avec pour conséquences possibles des maladies sérieuses (voir p. 141).
Mais le risque, surtout avec les jeux en ligne, est de s'enfermer dans un univers virtuel, une sorte de prison intérieure. Le choix du jeu peut influer sur la façon de voir le monde : on ne devient pas tueur en jouant à des jeux guerriers, mais cette activité développe une certaine façon de considérer l'existence et d'envisager ses rapports avec ses semblables (voir p. 223).
Dans le même ordre d'idée, la relation avec un monde virtuel peut provoquer une perte de repère avec le monde réel (c'est ce qui se passe en particulier avec les jeux en ligne) et la réalité humaine. L'utilisation excessive d'Internet peut interférer avec la vie familiale et relationnelle. Le retentissement sur la vie professionnelle est loin d'être anodin, altérant la qualité du travail.
Enfin, les personnes souffrant d'une addiction aux écrans sont souvent sédentaires, ce qui n'est pas sans effets sur leur santé, avec des risques non négligeables au niveau cardiovasculaire (voir p. 122). De même, fixer un écran plusieurs heures par jour sans jamais porter son regard au loin est à l'origine d'une véritable épidémie de myopie !

L'ADDICTION AU SPORT

La production d'endorphines (voir p. 274) par l'organisme provoque une assuétude : on répète cet exercice physique pour retrouver cette même sensation. Hélas, il est nécessaire non seulement de répéter l'effort, mais aussi de l'augmenter. C'est la dépendance. Un certain nombre de signes apparaissent, qui témoignent de l'addiction : le besoin journalier de pratiquer le sport. S'en priver entraîne des réactions de nervosité, parfois des douleurs musculaires ; le sport devient une préoccupation journalière, quasi obsessionnelle tant que ce besoin n'a pas été assouvi. Le temps passé augmente et retentit sur la vie familiale, relationnelle et professionnelle. Malgré les remarques de l'entourage, il semble impossible à la personne de pouvoir se priver de sport. Elle est devenue addict !

Ce qui complique l'affaire c'est que, au-delà d'une certaine fréquence et d'une certaine intensité, les problèmes musculaires, osseux ou tendineux apparaissent et sont susceptibles de provoquer un épuisement de l'organisme.

Par ailleurs, pour augmenter ses performances, la personne est parfois contrainte à mettre en place des régimes ou des entraînements importants, voire à recourir à des produits dopants. Cercle vicieux qui fait passer de l'addiction au dopage.

Enfin, l'arrêt, surtout s'il est brutal, entraîne des phénomènes de sevrage avec des risques de réapparition de l'anxiété ou de dépression.

Comme pour toute addiction, prendre conscience du problème est la première des choses. **Une activité physique quotidienne de plus de 2 ou 3 heures (surtout associée à une angoisse diffuse) doit vous alerter** et vous inciter à en parler à votre médecin traitant ou à un médecin du sport. Cette prise de conscience est loin d'être évidente, le sport étant socialement valorisé et même recommandé, il est compliqué de faire la différence entre un « simple » entraînement intensif pour atteindre des objectifs (un marathon par exemple) et un besoin addictif ! Adressez-vous à vos proches, ils auront sans doute une petite idée sur la question…

En cas d'addiction effective, il vous faudra effectuer un véritable sevrage. Pas brutalement, bien sûr, mais progressivement, en jouant sur la durée ou l'intensité de l'exercice physique, en pratiquant des paliers comme pour le sevrage aux somnifères (par exemple 15 minutes de moins chaque jour de la semaine pendant 15 jours, et ainsi de suite). Et substituez cette addiction par une activité régulière motivante (théâtre, chant, bricolage, bénévolat...).

LES AUTRES ADDICTIONS

Le sexe, qu'il soit réel ou virtuel, est particulièrement addictif, car le plaisir est à la fois intense et bref. Certains peuvent passer plusieurs heures par jour devant un porno ou en quête d'une nouvelle cible pour obtenir une jouissance sans réel plaisir, s'accompagnant d'un sentiment de solitude, de honte et de culpabilité.
Le travail peut être lui aussi profondément addictif. Il envahit tout, les nuits, les week-ends, les moments passés avec les autres, la vie de famille, les loisirs. L'enfermement qu'il provoque est susceptible de mener au *burn out* (voir p. 231 et encadré 232).
Citer ici toutes les addictions est impossible. Sport, nourriture, achats, tout peut basculer dans l'excès si certains critères sont réunis. Chaque activité addictive aura ses risques spécifiques, mais toutes procèdent des mêmes mécanismes et nécessitent les mêmes thérapeutiques.

Concrètement...

De la prise de conscience à la sortie de l'addiction

- Première étape : la prise de conscience. Elle est essentielle. Elle découle autant des réflexions de votre entourage que d'un constat personnel d'un phénomène de compensation. Posez-vous alors la question : « Est-ce que je suis addict ? et pourquoi ? »
- Deuxième étape : accepter l'idée qu'il faut en sortir. Pour soi, mais aussi pour son entourage. Cela revient à accepter une relative mais inévitable souffrance. Car « en sortir » signifie concrètement ne plus fumer (ou refumer), ne plus prendre de joint (ou en reprendre), ne plus boire (ou retomber dans l'alcool), ne plus jouer (ou recraquer), limiter sa consommation d'Internet ou de sport si on est addict !
- Troisième étape : dépasser le mépris de soi, de sa faiblesse, de son incapacité à s'en sortir. **L'addiction est une maladie, pas une affaire de volonté !** Et aucune maladie ne peut être

traitée par la seule volonté. **En revanche, elle peut être soignée grâce à la motivation** (l'envie de s'en sortir, de vivre, de retrouver sa liberté). Et la motivation, ça se renforce. Par conséquent, l'effort - car c'en est un ! - consiste à changer une vision négative de soi pour se « renarcissiser ». Or l'addiction prive de la liberté d'agir. D'où la difficulté !

- Quatrième étape : se faire aider. C'est difficile de décrocher. En cas d'addiction importante, l'accompagnement par un thérapeute est plus que nécessaire : comportementaliste, psychiatre, psychothérapeute, médecin traitant, tous peuvent agir d'une manière ou d'une autre grâce à différentes techniques (hypnose, relaxation, méditation, produits de substitution, baclofène...). Les associations peuvent s'avérer d'un secours irremplaçable. Il n'y a pas de honte à parler de son addiction. Il n'y a pas de honte à être addict.
- Pour finir, reste à essayer de répondre à cette question : pourquoi cet excès ? Elle est finalement commune à bien des dérèglements de notre santé et peut se décliner sous différentes formes : pourquoi fait-on les choses ? Qui suis-je ? pourquoi je fais ceci plutôt que cela ? Ne pas se les poser revient à se priver de la possibilité de changer son destin.

Toutes ces étapes peuvent se suivre, se chevaucher, se vivre ensemble ou s'inverser. À chacun sa trajectoire.

Pour les addictions à un produit

Outre l'addiction comportementale et psychologique, il y a un effet pharmacologique qui ajoute à la problématique. Il varie selon les substances. Pour le tabac et l'alcool, le soutien des proches peut suffire. Mais pour les drogues et les toxiques, l'aide d'un médecin ou d'un thérapeute est incontournable. Les effets du sevrage doivent être compensés et le soutien psychologique est essentiel, y compris après le sevrage pour éviter les rechutes.

La compensation est souvent nécessaire : l'activité physique est une bonne alternative, car elle permet aussi de reprendre sa vie et sa santé en main. C'est en outre une façon assez simple de fabriquer des endorphines naturelles. Mais gare à ne pas tomber, par excès encore, dans l'addiction au sport !

Pour les addictions comportementales

- Pour le jeu, il est indispensable de se protéger à plusieurs niveaux : en se faisant interdire des cercles de jeux ou de casino, en supprimant ou en bloquant les applications sur Internet, en fuyant ses anciennes relations (joueurs pathologiques).
- Pour savoir si vous êtes addict à Internet, évaluez honnêtement le temps que vous y passez sur 24 heures, en dehors des utilisations inévitables liées au travail ou à des activités créatrices. Si

ce temps empiète sur votre sommeil, sur les loisirs et sur votre travail, c'est que cette activité est excessive, donc potentiellement addictive. Prenez les mesures qui s'imposent.

- Les autres addictions procèdent des mêmes principes. Des thérapies comme les TCC (Thérapies cognotivo-comportementales), la méditation ou le yoga permettent d'accompagner ce travail de déconditionnement du comportement addictif.

Le tabac, poison n° 1

Le tabac est un tueur redoutable, plus mortel que l'alcool, la pollution, les expositions professionnelles, les UV, le surpoids ou les désordres alimentaires[51]. Tous les fumeurs savent que le tabac est le plus gros pourvoyeur de cancer du poumon, et pourtant, ils continuent de fumer. Parce que le tabac contient une substance naturelle hyperaddictive, la nicotine, aussi puissante que la cocaïne ou l'héroïne.

4 000 COMPOSÉS DANS UNE BOUFFÉE

La fumée du tabac contient 4 000 composés chimiques, dont plus de 50 (les goudrons) sont cancérogènes. Quand on tire sur une cigarette, les composés de la fumée suivent deux voies. Une partie se solubilise dans la salive, qui est déglutie et suivra tout le tube digestif. Certains composés passent dans le sang et visiteront donc la totalité des organes, dont tout le système cardiovasculaire, en particulier les artères cérébrales (risque d'accident vasculaire cérébral), les artères coronaires (risque d'infarctus du myocarde), les artères des jambes (risque d'artérite) et celles qui irriguent les corps caverneux (diminution de l'érection vers 45-50 ans). Une fois dans le sang, la plupart des composés de la fumée du tabac vont être filtrés par les reins et se retrouver dans les urines où ils sont stockés dans la vessie avant d'être éliminés. D'où les cancers de la vessie.

Tout ce qui n'est pas dilué dans la salive va être inhalé. La fumée, et notamment les goudrons qu'elle contient, attaque alors successivement la gorge (trachéites, pathologies pharyngées), les voies respiratoires (asthme, bronchite chronique) et les poumons. Ceux-ci deviennent inflammatoires ou se mitent (emphysème, BPCO), puis se régénèrent comme ils peuvent, parfois avec des erreurs (cancer du poumon).

Les dégâts ne s'arrêtent pas là : le tabac accélère la coagulation. Le sang devient plus épais et forme des bouchons qui se bloquent dans les vaisseaux rétrécis par l'athérosclérose ou spasmés par la nicotine.

Les femmes : plus vulnérables

Les femmes fument presque autant que les hommes et le cancer du poumon se déclare chez elles dès 35-45 ans, au lieu de la cinquantaine chez les hommes. Il y a plusieurs raisons à cela.

- Comme elles pèsent en général moins lourd que les hommes, la concentration de nicotine dans les organes est plus élevée chez elles.
- Le tabac a un effet anti-œstrogène, il a donc un impact sur la vie hormonale de la femme : syndrome prémenstruel (douleurs avant les règles), fertilité diminuée, accidents de grossesse plus fréquents (fausses couches et grossesse extra-utérine), ménopause plus précoce (deux ans en moyenne). L'association tabac-pilule est particulièrement nocive : augmentation du risque cardiovasculaire (multiplié par 10 avant 35 ans et par 100 après 35 ans), des accidents vasculaires cérébraux (multiplié par 20), des phlébites et des thromboses (caillot bloqué dans les veines), responsables d'embolie pulmonaire.
- À cela s'ajoute le risque d'ostéoporose, les dents qui se déchaussent plus vite, l'augmentation des risques de cancers du sein et du col de l'utérus.

Il y a aussi les handicaps liés aux accidents vasculaires : l'insuffisance cardiaque limite les efforts, les atteintes des artères des jambes réduisent le périmètre de marche, l'insuffisance respiratoire s'installe quand les poumons sont touchés, tandis qu'une atteinte du cerveau engendre de nombreux déficits neurologiques liés à la parole, à la motricité, à l'habillement, aux troubles sensoriels. Chacun de ces déficits confine à l'alitement avec le risque de phlébite, d'infection pulmonaire et d'infection urinaire.
Un fumeur sur deux mourra entre 35 et 69 ans, son espérance de vie sera réduite de plusieurs années et sa capacité de vie en bonne santé sera aussi plus courte. Une étude belge[52] révèle que les fumeurs auront six ans en plus d'incapacité liée aux déficits neurologiques par rapport aux non-fumeurs.

CE QU'IL SE PASSE QUAND ON ARRÊTE DE FUMER

Au début, c'est dur ! Le caractère se modifie provisoirement : on a plus de mal à gérer le stress, on est irascible, on a du mal à se concentrer. Il y a aussi la question du poids. La prise est de 4 kg en moyenne pour les femmes et 3 kg pour les hommes, avec une prise maximum les deux premiers mois après l'arrêt. Ce phénomène peut être contré par l'activité physique ou une consultation diététique.

Mais très vite, ça s'améliore ! On respire mieux, les performances physiques s'améliorent, le teint s'éclaircit, on retrouve une haleine délicate. Par ailleurs, les personnes qui réussissent à arrêter de fumer sont moins déprimées, moins anxieuses, moins stressées et ont une vision plus positive de la vie que celles qui se sont mises à refumer. Cet effet peut durer jusqu'à six mois[53].

Le plus important, c'est qu'on gagne des années de vie en plus ! Selon l'OMS, neuf ans si l'arrêt du tabac survient vers la quarantaine, six ans si l'arrêt s'effectue vers la cinquantaine et trois ans vers la soixantaine. Sans compter que cesser de fumer après une crise cardiaque réduit de moitié le risque de récidive.

LES 8 BONNES RAISONS D'ARRÊTER LE TABAC[54]

- Dans les 20 minutes qui suivent l'arrêt du tabac, le rythme cardiaque et la pression sanguine diminuent.
- Dans les 12 heures suivantes, le taux de monoxyde de carbone dans le sang redevient normal.
- Au bout de 2 à 12 semaines, la circulation s'améliore et la fonction pulmonaire augmente.
- Dans les 1 à 9 mois, la toux et l'essoufflement diminuent.
- Dans l'année, le risque de maladie coronarienne diminue de près de moitié.
- Dans les 5 à 15 ans, le risque d'accident vasculaire cérébral est le même que pour un non-fumeur.
- Dans les 10 ans, le risque de cancer du poumon tombe à près de la moitié de celui d'un fumeur et le risque de cancer de la bouche, de la gorge, de l'œsophage, de la vessie, du col de l'utérus et du pancréas diminue.

- Dans les 15 ans, le risque de maladie coronarienne est le même que pour un non-fumeur.

Concrètement...

e-cigarette, patchs, gommes, vous avez le choix pour arrêter

L'e-cigarette s'avère une option irremplaçable pour les multirechuteurs. C'est une solution plus satisfaisante que les patchs et les substituts oraux à la nicotine, car elle se rapproche de l'acte de fumer. Et ses dangers sont moindres que ceux du tabac, puisque leur vapeur ne contient ni monoxyde de carbone, ni goudrons, ni particules fines. Le tabac fait 73 000 morts par an. Combien en fait l'e-cigarette ? Certes on manque de recul, mais pas de logique : « Fumer, dit le Pr Bertrand Dautzenberg, c'est comme rouler à 130 km/h en contresens sur l'autoroute, tandis que vapoter avec nicotine, c'est pareil, mais... dans le bon sens ! »

Quant aux substituts nicotiniques (patch ou gommes), ils fonctionnent dans 10 % des cas. C'est mieux que rien.

En vous faisant suivre par un tabacologue, vous doublerez vos chances de réussite. Il pourra en outre vous prescrire du Champix pour le sevrage ou vous aider à abandonner l'e-cigarette si vous vous sentez prêt. Il pourra aussi vous conseiller des techniques de lâcher-prise (respiration, hypnose, yoga) ou prescrire au besoin des anxiolytiques à petites doses, voire des antidépresseurs.

Arrêtez sans grossir

Faites-vous aider par un nutritionniste ou une diététicienne quelques semaines avant le sevrage pour compenser habilement par la nourriture sans grossir.

Tenir durablement

Placardez des listes sur vos murs : les bonnes raisons de ne pas reprendre la cigarette (« Fumer, c'est six à huit ans de vie en moins en bonne santé », etc.), les fausses bonnes raisons de craquer (« Allez, juste une », « Une taf, ça ne compte pas »). Et dites-vous bien que si d'autres (pourtant gros fumeurs) y sont arrivés, vous pouvez très bien le faire vous aussi.

Anticiper le craquage

Plutôt que de compenser par une cigarette, compensez par de l'exercice physique (sprint dans la rue ou en forêt, par exemple), enchaînez grandes inspirations et expirations prolongées, malaxez une boule antistress, sucez un bâtonnet de cannelle, respirez un pochon de lavande. L'envie dure à peine 3 minutes, elle finira par passer.

Surmonter le craquage

Tous les tabacologues vous diront que les rechutes sont la règle et non l'exception. Tout apprentissage se construit sur des erreurs. Demandez-vous ce qui n'a pas fonctionné, sans culpabiliser, et trouvez des solutions pour surmonter l'obstacle la prochaine fois. Essayez à nouveau le lendemain ... mais ne renoncez pas !

Alcool : une addiction particulière

L'alcool est un aliment, mais c'est un aliment qui modifie l'humeur et qui lève les inhibitions. D'où son attrait, jusqu'au danger parfois. Les risques sont multiples, conjuguant ceux liés à la substance (alcoolisme aigu ou chronique) et ceux liés aux conséquences sur le comportement.

L'ALCOOL EST UN ALIMENT ADDICTIF

L'alcool fait partie de l'alimentation et ce rendez-vous quotidien avec les repas réactive le besoin de boire plusieurs fois par jour. Il a en plus des caractéristiques particulières liées notamment à l'ivresse. On parle de dépendance quand sont réunis au moins trois des sept critères suivants.

- Plus on boit, plus la tolérance à l'alcool augmente, et plus on va boire pour atteindre l'euphorie recherchée.
- On sait généralement très bien ce qu'on risque, mais on continue.
- La relation entretenue avec l'alcool l'emporte sur toutes les autres occupations.
- Malgré la prise de conscience, l'arrêt est impossible.
- On boit de l'alcool dès le matin (signe de dépendance important).
- On boit seul et parfois en cachette.
- On cache des bouteilles chez soi, au travail ou ailleurs.

Le retour en arrière sera d'autant plus pénible que la tolérance est élevée, que l'âge de départ est jeune (14 ans ou moins), que les quantités maximales atteintes sont élevées (plus de 250 ml à 40° par soirée) et que le nombre de « cuites » par an est important (plus de 10).
Le syndrome de sevrage est pénible quand l'intoxication cesse : confusion, tremblements, voire crises de convulsion. Le risque de récidive est élevé et prolongé après une période d'abstinence ou de réduction.

L'ALCOOL COUPE DE SOI ET DU MONDE

Outre les problèmes de santé, le retentissement est majeur sur la vie intime et la relation aux autres : difficultés professionnelles (ou scolaires chez les jeunes), problèmes de délinquance, de violence verbale et physique qui peuvent amener à être inquiété par la justice, états de manque à répétition (tremblements, agitation, anxiété…).

DES TRAITEMENTS AUX RÉSULTATS ALÉATOIRES

L'idéal serait d'atteindre une consommation contrôlée. Des médicaments existent pour y parvenir, certains impliquant un arrêt brutal et sans appel, d'autres (baclofène) une diminution progressive de la consommation pour aboutir au résultat escompté : l'indifférence au produit.

Un nouveau venu : le baclofène

Depuis 2008, entre 50 000 et 100 000 personnes dépendantes à l'alcool y ont eu recours. Des effets secondaires gênants sont possibles (insomnies, sudation excessive, prise de poids), au point d'entraîner l'arrêt. Pourtant, grâce à lui, les cas de guérison se multiplient, ouvrant des perspectives jusque-là inespérées. Pour que le traitement marche, la motivation demeure essentielle (les chances de réussite déclinent fortement quand le patient prend du baclofène seulement poussé par son entourage). La bonne tolérance au traitement est aussi un facteur clé. Parfois, le baclofène n'est efficace qu'à doses élevées, au prix d'effets indésirables. Le moyen de contourner : monter doucement et progressivement les doses pour éviter l'insupportabilité du traitement. Au bout de quelques jours ou semaines, la plupart des effets gênants disparaissent. L'augmentation des doses est alors de nouveau possible si nécessaire. Surtout, ne pas se décourager ! L'accompagnement thérapeutique associé (psychothérapie, relaxation, méditation…) augmente les chances de succès, chaque patient est différent, il faut du « sur-mesure ». Enfin, il existe des forums d'accompagnement où des patients échangent leur expérience et s'encouragent sans jugement, c'est extrêmement précieux !

Les médicaments classiques sont peu nombreux et d'une efficacité indéniable mais globalement modeste. Ils agissent au niveau du cerveau en compensant certaines perturbations induites par l'alcool. L'acamprosate et la naltrexone refrènent l'envie de boire et sont une aide au maintien de l'abstinence. Le disulfirame dissuade de boire en provoquant des réactions désagréables. Malgré ces traitements, seul un tiers des patients reste abstinent durant un an et nettement moins après des années.

La raison vraisemblable de ces échecs est qu'on s'est attaqué aux effets (l'alcoolisme), non à la cause (les raisons pour lesquelles on boit).

Concrètement...

Pour vous aider à arrêter, n'hésitez pas à recourir à l'aide d'un alcoologue, d'un psychiatre ou d'un médecin généraliste. Les forums d'accompagnement ou les associations type Baclofène (www.baclofene.com) ou Alcooliques anonymes (www.alcooliques-anonymes.fr) sont un élément clé de la réussite. Mais sans une décision personnelle (la vôtre, pas celle de votre entourage), les résultats restent inconstants et les rechutes possibles.

De petits moyens individuels, modestes, simples et réalisables peuvent aussi vous aider à ne plus abuser de l'alcool (voire à sortir de la dépendance en accompagnement du traitement).

- À table, placez deux verres devant votre assiette. Si vous êtes droitier, mettez systématiquement un grand verre d'eau à droite et placez le verre de vin à gauche. Vous boirez moins de vin par geste réflexe.
- Servez le vin dans des verres de petite taille, ce qui vous obligera à boire de moindres quantités et à vous resservir. Au vu et au su de tous les convives.
- Ne posez pas la bouteille de vin sur la table. Il faudra vous lever pour vous resservir.
- Prenez une eau qui a du goût (pétillante et/ou aromatisée).
- Décidez, pour vous seul et sans témoin, de passer une journée sans alcool. Si vous craquez, ce n'est pas grave, réessayez une autre fois. Et si vous ne craquez pas, ça veut dire que vous en êtes capable. Donc pourquoi ne pas réessayer le jour suivant ?
- Le jour où vous êtes parvenu à décrocher, annoncez-le à votre entourage sur le ton de la provocation. Évidemment, il faudra tenir. Mais cette annonce dopera votre orgueil et vous motivera

davantage. Tenir deviendra alors un défi, presque un jeu. Et vous serez très étonné de vos capacités.

- Renoncez au premier verre. Plus exactement, commencez par repousser le plus loin possible l'heure du premier verre.
- Mettez tout l'argent économisé dans une cagnotte et offrez-vous quelque chose dont vous rêvez.

Modifier ses comportements

Il n'y a pas trente-six façons pour changer sa vie: attendre que la magie opère de l'extérieur ou chercher en soi les moyens de la modifier. C'est dans cette deuxième voie qu'on a le plus de chance d'y parvenir (même si les gagnants du loto existent). Et cela signifie changer ses comportements.

LE NORMAL ET LE PATHOLOGIQUE

Les comportements sont définis comme «normaux» ou «déviants» selon qu'ils sont ou non en adéquation avec les us et coutumes de la société, lesquels sont gérés par des lois. Les comportements potentiellement déviants n'ont, la plupart du temps, de sens et de retentissement que s'ils sont constatés par les autres. La nudité ou les jurons qu'on claironne dans sa salle de bains n'ont aucune portée. Sur la voie publique, c'est autre chose. D'autres comportements seront déviants en tout lieu s'ils sont, même à titre privé, en contravention avec la loi (consommation de drogue, pédophilie...).

Cette approche est vraie tant qu'on reste dans la nature même des comportements, dans leur aspect qualitatif (par exemple, on ne fume pas dans certains lieux). Mais elle ne l'est plus quand on introduit une notion quantitative (Ex: fumer dans les lieux autorisés n'est en soi pas répréhensible, mais fumer quatre paquets de cigarettes l'est, non pas au regard de la loi, mais au regard de ce qui semble raisonnable.)

En termes de pathologie, les comportements peuvent donc être déviants, ou excessifs, même s'ils restent conformes aux règles de la société. Certains comportements sont jugés excessifs, soit parce qu'ils contreviennent aux lois (circuler avec une alcoolémie au-dessus de la norme), soit parce qu'ils sont déraisonnables (boire chez soi 1 litre de whisky par jour). Ce que la société juge déraisonnable, c'est à la fois le risque que la personne prend pour elle-même avec toutes les conséquences que cela entraîne et le risque potentiel qu'elle fait prendre aux autres en raison de son comportement.

Au plan économique enfin, la crispation est encore plus forte avec les difficultés chroniques de l'Assurance-maladie. En viendra-t-on un jour à ne plus prendre en charge financièrement les cancers du poumon des fumeurs, ou les pancréatites des alcooliques chroniques ?

COMMENT ÉVALUER SON COMPORTEMENT ?

Un comportement pourra sembler excessif soit parce qu'il est en excès (manie du rangement, excès d'alcool, etc.), soit parce qu'il est en défaut (manque d'activité, manque de réactivité, etc.), soit parce qu'il ne semble pas adapté à la situation. L'approche qualitative est plus délicate, car tout dépend de la sphère à laquelle appartient ce comportement, celui-ci étant défini par les actes que l'on accomplit. Par exemple, l'acte de travailler est un comportement normal. L'excès ou le défaut peuvent le rendre excessif dans un sens ou dans l'autre. On n'a identifié ici que quelques comportements dont l'excès pouvait présenter un risque : le travail, la sexualité, le jeu (jeux d'argent, jeux vidéo), l'activité physique, l'utilisation d'Internet, les achats compulsifs, le comportement individuel, le comportement en société, l'expression de ses sentiments ou de ses humeurs. Il y en a évidemment bien d'autres. Au plan de la santé, l'évaluation de son comportement ne peut donc se faire que par rapport aux comportements des autres.

POURQUOI CHANGER UN COMPORTEMENT ?

On peut tout à fait décider de ne pas changer ses comportements, car on n'y trouve personnellement rien à redire. Et de fait pourquoi le faudrait-il puisque personne autour de soi ne les critique ?

En cas de critique, la question se pose, notamment si plusieurs personnes de l'entourage tirent la sonnette d'alarme. Le problème est que changer de comportement si on est déviant est nécessaire, mais pas toujours facile. Changer son comportement si on est juste dans l'excès est souhaitable, mais ce n'est pas facile non plus, car on trouve parfois dans l'excès une forme d'équilibre pour compenser un manque (« derrière le trop chercher le trop peu » comme disent les psys). Cela devient presque un mode de vie ou de fonctionnement, alors que l'on sait que cet excès peut nuire à soi ou aux autres. Cette problématique porte un nom : « la résistance au changement », qui nous concerne tous.

Concrètement…

Si vous modifiez un comportement que vous savez excessif ou nocif, il va se produire plusieurs effets positifs.

Il est tout à fait plausible que le litre de whisky quotidien que vous absorbez aura finalement raison de votre foie, de votre pancréas, de vos neurones et de votre cerveau. Modifier votre comportement peut donc vous sauver la vie à plus ou moins long terme. De même, si votre entourage vous incite à prendre scrupuleusement vos médicaments et à vous organiser pour ne pas les oublier (utilisation d'un pilulier, rituels, etc.), vous y gagnerez aussi, votre traitement fonctionnera mieux, vous éviterez peut-être des complications à venir…

Que votre entourage ait raison ou tort, le fait d'avoir prise sur votre comportement fera de vous quelqu'un de remarquable à leurs yeux. Seraient-ils capables d'en faire autant face à leurs propres comportements excessifs ? Votre relation aux autres (voir p. 223), avec tous les retentissements positifs que cela entraîne, s'en trouvera améliorée. Finalement, vivre au mieux avec les autres, c'est aussi leur montrer qu'on est capable d'avoir prise sur son destin.

Ce contrôle exercé sur votre comportement va rejaillir sur tous les autres domaines de votre vie. Car si l'on est capable de contrôler ses propres pulsions, on sera en mesure de faire bien plus, notamment face à la maladie.

Les maîtres mots de tout cela, ce sont la **prise de conscience** et la **compréhension des mécanismes** qui amènent le changement de nos comportements.

CHAPITRE 12

Laisser de la place aux plaisirs

Le plaisir est inscrit dans notre cerveau et nous avons un rapport hédonique aux choses. Profiter de l'instant qui passe, en jouir sans penser à hier ni imaginer demain, vivre autant que possible l'instant présent : un repas entre amis, un coucher de soleil, une montée en refuge, une terrasse de café, un bon livre, faire l'amour…

Prendre du plaisir est un don lorsqu'on sait l'introduire dans sa vie sans effort, avec naturel, que l'on soit ou non favorisé par l'existence. Mais cela peut également être une attitude délibérée : on peut choisir de continuer à rire, à jouer, à s'ouvrir de nouveaux mondes par l'art, les rencontres… Cerise sur le gâteau, tout cela est bon pour la santé, comme l'ont prouvé bon nombre d'études scientifiques.

La recherche du plaisir est une quête quotidienne. L'obtenir est une récompense et en faire son allié est l'un des atouts des « gens heureux ».

Le plaisir n'est pas le bonheur. On peut s'adonner sans réserve aux plaisirs de l'existence et être profondément malheureux. Pourtant, le plaisir participe de la sensation de bonheur. Un petit plaisir, puis un autre, puis un autre encore, finissent par enchanter le quotidien.

À l'inverse, il est possible d'être parfaitement heureux dans une existence pauvre en plaisirs, dénuée de tout ce qui constitue les ingrédients supposés du bonheur : l'argent, les plaisirs physiques, le pouvoir, la renommée, les biens matériels, l'amour…

Pour le plaisir...

Le plaisir vient d'une cascade de stimulations nerveuses qui mettent en jeu la dopamine, une substance fabriquée par des cellules nerveuses situées dans une partie profonde du cerveau. En cas de stimulation agréable, la dopamine, qu'on a appelée aussi l'hormone du plaisir, va être libérée dans le cerveau. Toutes les zones cérébrales vont alors entrer « en résonance » et mettre en route le « circuit de la récompense ». Le cortex mémorise cette information. Dès que la même stimulation se produit, le circuit est activé. C'est l'aspect positif du plaisir.
Le problème, c'est lorsque le plaisir s'inscrit dans un cercle vicieux, quand la mémorisation de telle sensation agréable conduit à une recherche renouvelée et éperdue. L'hyperactivation de ce circuit est d'ailleurs à l'origine des addictions (voir p. 240).

L'HYPOTHALAMUS

Cette glande située entre les deux hémisphères cérébraux, à la base du cerveau, reçoit des stimulations en provenance du cortex cérébral et d'autres zones profondes du cerveau. Son rôle est de réguler diverses fonctions (satiété, température, hydratation.), mais aussi d'intégrer la notion de plaisir, grâce au « circuit de la récompense » dont il fait partie.
Il joue aussi un rôle essentiel, stimuler l'hypophyse (une petite glande qui est juste en dessous), et qui fabrique des hormones qui pilotent de nombreuses autres glandes (thyroïde, surrénale, ovaires...), elles-mêmes contrôlant diverses fonctions et mécanismes (ovulation, fabrication du cortisol, des hormones thyroïdiennes, etc.). L'hypothalamus est donc le gestionnaire du plaisir et de fonctions inconscientes (faim, soif, sommeil, température, etc.). Son seul et unique donneur d'ordres, c'est le cerveau.

PLAISIR D'AMOUR

527 millions de personnes dans le monde auront un rapport sexuel aujourd'hui[55] ! L'amour déclenche un cercle vertueux. Le bien-être qui accompagne généralement l'acte sexuel améliore la qualité du sommeil, lequel améliore la gestion du stress et le poids, lequel améliore la santé, y compris celle du cœur. Parallèlement, les hormones se libèrent, les gonades se vident, c'est une cascade d'effets positifs !

Le sexe est bon pour le cœur, car c'est un… exercice physique. Il élimine les toxines, active la circulation veineuse et muscle le cœur.

Les personnes ayant une vie érotique satisfaisante présentent statistiquement moins de maladies cardiovasculaires et de diabète[56]. Le Dr David Weeks, chercheur au Royal Hospital d'Édimbourg, en Écosse, soutient que « faire l'amour au moins trois fois par semaine prolonge l'espérance de vie de dix ans en moyenne ».

L'acte sexuel serait une arme préventive contre certains cancers, notamment contre le cancer de la prostate : 21 éjaculations par mois diminuent le risque de cancer de la prostate de 30 à 40 % par rapport aux hommes ayant quatre à sept rapports par mois (la moyenne[57]). Plus de 12 éjaculations par mois seraient au minimum nécessaires pour offrir une protection contre le cancer de la prostate[58]. Chez les femmes, la stimulation des tétons et l'orgasme libèrent de l'ocytocine qui serait protectrice contre le cancer du sein.

L'amour est un hypnotique naturel contre l'insomnie grâce à la sécrétion d'endorphines (voir p. 274). Il diminue le stress et participe de la normalisation de la tension artérielle[59].

Enfin, il renforce l'attachement. Plus on le pratique, plus on a de chances de s'aimer et au minimum de conserver une relation intime dans le couple.

Concrètement…

Beaucoup de conflits dans le couple peuvent se régler sur l'oreiller, recréer la confiance, des émotions et un climat positif.

Dans le même ordre d'idées, rendez-vous disponible, libérez du temps pour votre couple, confiez vos enfants à l'extérieur. En cas de problème, n'hésitez pas à consulter le sexologue.

Traitez les bobos qui éloignent le plaisir et, à la longue, le désir. Herpès, cystites ou infections, souvent dues au stress, irritent la région génitale et la rendent très vulnérable. La guérison permettra de réenvisager un rapprochement des corps, indispensable à l'équilibre du couple.

Manifestez votre amour : le baiser prolongé provoque la libération d'ocytocine, la même qui est libérée en grande quantité lors de l'allaitement et de la succion du bébé sur le sein de sa mère. La pratique du baiser entretient le désir sexuel dans le couple.

Décomplexez-vous par rapport à la masturbation : cette pratique est normale ! Elle a des effets positifs : meilleure connaissance de soi, apprentissage du *self-control* pour les hommes, complicité et connivence lorsque la masturbation est envisagée à deux, effet calmant et antidouleur grâce à la sécrétion d'endorphines. C'est un anxiolytique 100 % bio !

LE PLAISIR DU TOUCHER ET DES MASSAGES

Les massages ont des effets préventifs et thérapeutiques sur l'immunité, la douleur, la dépression ou la tension artérielle… et même une meilleure adhésion au traitement, comme l'ont démontré de nombreuses études. Cela tient notamment au fait que la peau et le cerveau ont la même origine embryologique, et que la peau, en tant qu'interface avec le monde extérieur est pleine de capteurs sensitifs et sensoriels. Au cours du massage, le contact de la main sur la peau envoie par voie nerveuse des messages au cerveau, messages identifiés comme positifs ou négatifs en référence à des expériences antérieures.

Concrètement…

Massez-vous seul(e) ou en couple et offrez-vous des massages régulièrement. Les caresses aussi font du bien, celles que vous recevez, et celles que vous donnez. Un geste affectueux et tendre peut déminer bien des situations en couple ou avec vos enfants, réduisant l'agressivité et les tensions.

LE PLAISIR DU JEU

Avoir appris à jouer, c'est savoir comment gagner, et comment ne pas trop perdre. Cette même stratégie, on la déploiera ensuite face à une maladie grave ou un accident majeur. Le jeu est le simulacre du combat mené par tout un chacun contre les ennemis qui le menacent, moralement et physiquement.

Le jeu est une activité complète qui fait intervenir des fonctions intellectuelles nécessitant compréhension, calcul, stratégie, audace, intelligence, etc. Toutes ces fonctions siègent au niveau du cortex cérébral. Elles déclenchent des émotions dans l'hypothalamus (voir p. 265), et activent les circuits de plaisir et de récompense. C'est la raison pour laquelle on peut devenir addict au jeu (voir p. 244). Et puis, le jeu permet d'engranger des souvenirs positifs auxquels on se raccrochera en cas de vulnérabilité et des souvenirs négatifs que l'on tentera d'oublier.

Le jeu s'insinue dans tous les compartiments de l'existence. Il est fondé sur la prise en compte de la situation (la « répartition des cartes »), la mesure de l'adversaire (on joue toujours contre quelqu'un, contre le hasard ou contre soi-même), le pari qu'on effectue, l'enjeu qu'on est prêt à miser, la stratégie qu'on va mettre en place, et la victoire que l'on espère. Une métaphore de la vie qui aide à mieux se connaître (ses capacités, ses limites) et à mieux connaître les autres.

Concrètement…

Intéressez vos enfants à des jeux où ils pourront acquérir la maîtrise d'une compétence.

Chez l'adulte, les jeux de haute technicité, qu'ils soient de société (échecs, bridge, Scrabble, go…) ou plus solitaires (mots croisés, sudoku…) sont un stimulant fondamental qui lui servira bien des années plus tard pour lutter contre les effets du vieillissement.

L'âge de la retraite est un moment critique où l'on se retrouve amputé du tiers de son activité, qu'il va falloir remplacer par quelque chose. Inscrivez-vous dans un club où vous pourrez pratiquer le jeu qui vous intéresse. Vous pourrez ainsi nouer des relations, en entretenir certaines et continuer à faire fonctionner votre cerveau, le meilleur rempart contre la maladie d'Alzheimer. Le jeu redevient alors un extraordinaire moyen de socialisation. Vous restez dans le monde des actifs, et par jeu interposé, vous continuez à vous battre et à lutter. À savoir gagner. À savoir perdre. À vivre.

LE PLAISIR ET L'ART

«Mets un peu d'art dans ta vie et un peu de vie dans ton art.» Plus qu'un simple jeu de mot, cette formule de Louis Jouvet énonce une certaine façon de concevoir l'existence, une sorte de distanciation élégante avec le réel.

UNE VOIE ROYALE ENTRE LE CORPS ET L'ESPRIT

Un art, quel qu'il soit, est le fruit d'une démarche commune entre l'esprit qui imagine et le corps qui exécute. Un moment exceptionnel, tant il est rare de voir le corps et l'esprit fonctionner ensemble, sans dissonance et sans conflit, l'un véritablement au service de l'autre et au service de l'œuvre.
Le besoin de s'exprimer au travers d'un art ne se commande pas, mais si on a la chance de posséder une aptitude ou un don dans ce domaine, c'est une source d'épanouissement personnel, d'amélioration des relations avec les autres et d'enrichissement intérieur, qui participent de l'amélioration de la santé et de la défense contre les maladies, notamment psychosomatiques.

L'ART PLAISIR...

L'art est un plaisir quand l'œuvre est satisfaisante pour le corps et l'esprit, chacun des deux y trouvant son compte et son bénéfice. Le partage avec d'autres artistes, notamment lors de la pratique d'arts collectifs (musique d'ensemble, danse, théâtre, créations graphiques collectives, arts de rue, etc.)

L'arthérapie

L'arthérapie est une psychothérapie dont le langage n'est plus constitué de mots mais d'images, de sons, d'objets, de réalisations. Le modelage peut aider les anorexiques, la musicothérapie les patients atteints d'aphasie (atteinte du système nerveux provoquant des troubles du langage). La danse peut soutenir le pas des malades atteints de Parkinson ; le simple souvenir de mélodies anciennes peut stimuler la mémoire dans la maladie d'Alzheimer.

est une source d'amélioration des relations avec les autres, car elle nécessite la coordination de plusieurs personnes à la réalisation d'une œuvre. Ce partage peut également se révéler enrichissant en partageant avec les spectateurs de l'œuvre. C'est finalement l'ensemble de ces partages qui permet d'améliorer le rapport aux autres (voir p. 223) et l'énergie commune peut aider à la lutte contre le stress, la dépression, le sentiment de solitude.

...MAIS AUSSI L'ART SOUFFRANCE

L'art peut aussi être source de souffrances à cause d'une difficulté voire d'une impossibilité à accoucher de l'œuvre, d'une absence de reconnaissance, voire de critiques pour sa réalisation. L'art et le bonheur ne vont donc pas forcément de pair, les « artistes maudits » en savent quelque chose.
L'art peut aussi mener à la recherche de sensations inédites (de l'alcool aux stupéfiants) pour y puiser l'inspiration et le lâcher-prise.

Concrètement...

Inscrivez vos enfants à des cours de peinture, de musique, de théâtre, ou à toute forme d'art. C'est un passeport pour le plaisir de créer ou d'interpréter, et une corde à leur arc pour toute leur vie.

Vous-même, n'hésitez pas à vous lancer, même si vous pensez n'avoir aucune disposition. Ne soyez pas intimidé. Rien ne vous oblige à exposer, à publier ou à vous produire en public. Pratiquez l'art qui vous tente juste pour vous.

CHAPITRE 13

Métamorphoser sa vie en petits bonheurs

« Suis-je heureux ? » On l'est par moments, et on ne l'est plus après. C'est une variable fluctuante, comme une ligne qui oscille autour d'un horizon. La question est donc plus large et on peut la préciser ainsi : « Globalement, suis-je heureux ? » Et dans cette optique la question prend tout son sens, car on peut l'expliciter et argumenter : « Je suis heureux parce que je suis en bonne santé, ou parce que j'ai guéri d'une maladie, ou parce qu'aujourd'hui en me levant je n'ai ressenti aucune douleur, ou parce que malgré tous les tracas que je subis, je pense être heureux… » Cette notion reste relative et on peut lui en substituer une autre : l'optimisme.

Cette faculté à l'optimiste ne nous est pas donnée d'emblée, même si certaines personnes semblent en être bien dotées, mais elle peut s'acquérir à travers différentes techniques, comme apprendre à regarder sa vie sous un angle positif, pratiquer la méditation, développer l'espérance, etc. Ces activités permettent de prendre conscience de son état et aident à changer sa vie en modifiant ses comportements.

Peut-être est-ce finalement cela la prévention : tenter d'être heureux pour changer son destin ?

L'optimisme fait vivre plus longtemps

Faire le choix de voir le verre à moitié plein plutôt qu'à moitié vide est une façon d'envisager l'existence et de croire en ses forces. Contre vents et marées. Et ce choix pourrait bien changer notre vie en diminuant les effets du stress négatif, en réduisant les risques de maladies cardiovasculaires, en stimulant les mécanismes de réparation, de récupération et de détente du corps. Un véritable cercle vertueux.

UN CONTINUUM VERS LE BONHEUR

L'optimisme n'est pas une entité aussi tranchée qu'on l'imagine. Il y a cent façons d'être optimiste: on connaît tous des réalistes confiants, des aventuriers fatalistes, des amoureux sceptiques, des optimistes inquiets, des optimistes croyants, des optimistes philosophes, qui selon le cas, se fondent sur le savoir et l'expérience ou sur la foi et la confiance en un Dieu, une divinité, une philosophie.

Au début du XXe siècle, le philosophe Alain écrivait: « Le pessimisme est d'humeur, l'optimisme est de volonté. » Une manière claire d'exprimer que l'optimisme dépend de nous, au moins en partie. Y a-t-il des menaces, des angoisses, des inquiétudes ? Raison de plus pour agir là où nous le pouvons !

L'optimisme ne consiste pas à affirmer naïvement que « la vie est belle ». C'est plutôt se dire qu'après la pluie vient le beau temps. C'est penser qu'on a en soi les ressources pour affronter l'existence avec ses bonheurs et ses malheurs.

Pour les chercheurs en psychologie positive, la part de la composante héréditaire de l'optimiste se situerait entre 30 et 50 % seulement. Il resterait donc une large place à l'éducation et à l'environnement pour renforcer cette « prédisposition » à voir la vie du meilleur côté. En l'occurrence, les interactions précoces entre l'enfant et ses parents sont capitales, comme le souligne le neuropsychiatre Boris Cyrulnik: « Il existe des moments de grâce, comme les premières années de l'enfance où l'optimisme est facile à acquérir, et d'autres périodes où il faudra travailler dur pour y parvenir. On y viendra peut-être mais plus lentement et plus difficilement.» C'est vrai pour la conduite de son existence. Cela l'est aussi pour la conduite de sa santé.

LA MEILLEURE CURE DE JOUVENCE

Quand l'esprit va bien, le corps suit. Voltaire affirmait déjà au XVIIIe siècle: «J'ai décidé d'être heureux parce que c'est bon pour la santé.» Maintenant, c'est prouvé. Des milliers d'Américains ont été suivis pendant plusieurs décennies, à l'université d'Harvard dans les années 1940, et à la Mayo Clinic dans les années 1960. **Les optimistes capitalisaient 19 % de vie en plus que les pessimistes, soit une dizaine d'années supplémentaires!** Ce bonus incroyable s'accompagnait d'une qualité de vie et de santé nettement meilleure. Un peu comme si l'optimisme fonctionnait comme une prophétie autoréalisatrice: je crois en la vie et elle me le rend bien.
En 1996, une étude menée chez des patients cardiaques qui suivaient un programme de remise en forme montrait que les optimistes faisaient plus de sport et avaient plus de chances de réduire leur cholestérol, donc leur risque d'accident coronarien, ils adoptaient une alimentation plus adaptée, moins riche en graisses. Résultat: ils vivaient plus longtemps! Les pessimistes, eux, semblaient avoir davantage de comportements à risques, un peu comme s'ils avaient le sentiment de n'avoir pas grand-chose à perdre.
Des travaux sur des patients atteints de cancer ont révélé que les malades pessimistes âgés de moins de 60 ans avaient plus de risque de mourir dans les mois à venir que les patients optimistes, avec un état équivalent au départ[60]. Une étude lancée par des chercheurs de l'université du Kentucky en 2001 a confirmé ces résultats. Elle portait sur des cohortes de religieuses. Le but n'était pas d'éclaircir le secret de l'extase mystique, mais d'éliminer les paramètres variables qui auraient pu fausser les résultats – conditions de vie identiques, rythme semblable, nourriture équivalente. Là encore, on a pu constater que les nonnes les plus positives évitaient les gros pépins de santé.
Par ailleurs, une étude conduite sur 300 000 hommes et femmes a montré que les personnes les moins entourées socialement présentaient 50 % de

Parlons un peu des endorphines

Les endorphines sont des morphines naturelles fabriquées par l'hypothalamus et déversées dans le sang et le reste du système nerveux. Elles vont avoir deux actions : la première est analgésique (elles se fixent sur les récepteurs des nerfs transmetteurs de la douleur qu'elles bloquent et dont elles empêchent la transmission au cerveau) ; la seconde est de fournir une sensation de bien-être, en stimulant le système dopaminergique responsable de la sensation de plaisir.

Lors du rire, d'une excitation, d'un orgasme, ou d'une activité physique intense, les sensations douloureuses sont nettement diminuées en même temps qu'augmentent les sensations de bien-être. Différentes études révèlent que les participants des groupes de rire affichent des taux plus bas de cortisol (hormone associée au stress) et une plus grande diminution du stress par rapport aux sujets des groupes témoins.

risques en plus de mourir prématurément, comparées à celles ayant des liens forts avec leur entourage (famille, amis, proches[61]).

Finalement, tout compte dans la santé : ce que l'on mange, ce que l'on fait, les gens que l'on aime, son environnement, le réseau social qu'on entretient. On peut donc agir à chacun de ces niveaux pour réduire les risques.

COMMENT ÇA MARCHE ?

La clé de voûte de cet édifice repose sur un phénomène désigné par un terme barbare, mais facile à comprendre : la psycho-neuro-endocrino-immunologie. Comme l'explique le Dr Thierry Janssen, psychothérapeute spécialisé dans l'accompagnement des maladies du corps et auteur de plusieurs ouvrages de référence sur la guérison[62] : « Nous savons maintenant que les personnes enclines à développer des pensées négatives génèrent des émotions désagréables, l'anxiété, la peur ou la colère. Ce stress négatif a des effets destructeurs au plan cardiovasculaire et immunitaire. Heureusement, l'inverse est vrai aussi, les bonnes émotions engendrent un cercle vertueux qui stimule les mécanismes de réparation, de récupération et de détente du corps.»

Des études récentes ont révélé que la gentillesse augmentait la qualité et la durée de vie, que rire et voir des films drôles avait un effet bénéfique sur la santé du corps et de l'esprit (via la sécrétion de neuromédiateurs comme la sérotonine ou la moindre synthèse d'adrénaline). Mais la plus fantastique illustration des vertus thérapeutiques de la pensée positive reste l'effet placebo (voir p. 160)! La confiance en son médecin (voir p. 159) ou en un traitement, fut-il de la poudre de perlimpinpin, guérit aussi sûrement que des substances chimiques. Cela fonctionne dans 30 % des cas en moyenne et pour toutes les pathologies. La magie du placebo va jusqu'à s'exercer en chirurgie où une simple incision cutanée est pratiquée, sans autre intervention, et en thérapie par le laser ou la radiothérapie, où l'on expose le malade à des rayons imaginaires, avec pourtant une amélioration patente obtenue.

UNE QUESTION D'ENTRAÎNEMENT

Selon le moine bouddhiste et chercheur Matthieu Ricard, nous sommes tous capables de cultiver notre esprit pour l'aider à acquérir une vision plus juste de la réalité : nous pouvons le familiariser avec la tolérance, l'altruisme, la tendresse, qualités dont nous avons tous le potentiel. Ce serait vrai aussi au plan biologique, on peut entraîner son cerveau et développer chez lui certaines capacités. Chez les pianistes, par exemple, on a pu observer un épaississement du cortex cérébral, dans la région justement consacrée à la motricité des doigts, à l'audition et à la vision. Même phénomène pour les jongleurs. Après deux mois d'entraînement avec trois balles, la région spécialisée correspondante gonfle et se développe. Mais dès que l'entraînement cesse, autrement dit que la fonction n'est plus sollicitée, le soufflé dégonfle et la zone cérébrale reprend des proportions habituelles. On appelle ça la plasticité neuronale. « Rien de figé dans le cerveau. À tout âge, on peut modifier ses circuits neuronaux, établir de nouvelles connexions, associer des idées entre elles, faire qu'au lieu de les recevoir douloureusement, on

La puissance du rire

- Par simple effet psychologique, l'humour et le rire permettent une prise de distance par rapport à sa problématique du moment ou sa douleur, l'attention est détournée, ce qui permet de poursuivre ses activités qui seront sources de satisfactions.
- En emplissant d'air les poumons, le rire améliore la respiration et oxygène mieux les organes, il améliore les chiffres de tension, il diminue les troubles du rythme cardiaque, et limite l'utilisation des bêtabloquants. Il stimule la digestion et diminue la constipation. Il facilite le sommeil en dissipant les tensions musculaires. Outre son effet antidouleur par simple distraction de celle-ci, il dope l'immunité.
- Le plus étonnant est que le simple fait de faire semblant de rire ou de sourire provoque une diminution du cortisol (l'hormone associée au stress). L'entraînement au rire finit par construire un cercle vertueux qui améliore la santé en dopant l'optimisme.

pourra les inter-relier et les interpréter autrement, de manière neutre, voire franchement agréable », estime le neurobiologiste Boris Cyrulnik.

Non seulement nous pouvons devenir un peu plus optimistes, mais le manifester est même un devoir pour le généticien et humaniste Albert Jacquard : « Être ouvertement heureux donne aux autres la preuve que le bonheur est possible[63]. »

On pourrait même ajouter, à la lumière des découvertes scientifiques de ces dernières décennies, qu'une personne ouvertement heureuse donne aux autres la preuve qu'il est possible de prévenir les maladies et de vivre longtemps en bonne santé.

Concrètement...

Méditons cette phrase du grand sage qu'était Gandhi : « Notre pouvoir ne réside pas dans notre capacité à refaire le monde, mais dans notre habileté à nous recréer nous-même. » L'optimisme se travaille de mille et une façons. Voici quelques pistes pour remanier votre façon d'aimer et apprendre à goûter le monde !

Luttez contre la dépression

Toutes les écoles de psychothérapies offrent leur vision de l'être et du monde. « L'approche psychanalytique par exemple, permet d'aider la personne à reconstruire sa vie en la regardant autrement, à retrouver dans son inconscient les sources de plaisir et à dédramatiser ce qui a été source d'angoisse », explique le psychiatre et psychanalyste Alain Braconnier[64]. À l'inverse, l'approche cognitivo-comportementale identifie les problèmes (angoisses, peurs et phobies) sans rechercher leur origine et propose des exercices concrets de déconditionnement (antiphobies ou anti-idées noires) pour modifier les comportements. Ce qui compte, c'est de trouver la thérapie en adéquation avec sa manière d'être ou de penser. Alors, les résultats ne se font généralement pas attendre. Selon l'Inserm (Institut national de la santé et de la recherche médicale), les études comparatives montrent une même réduction du niveau de dépression quelle que soit la forme de thérapie (comportementale, analytique ou mixte) à la fin d'un suivi de trois ou quatre mois...

Démasquez vos croyances

L'analyse transactionnelle et la programmation neurolinguistique permettent de renouveler sa grille de lecture du monde et d'améliorer sa communication avec les autres.

Misez sur les joies simples

Comme le raconte volontiers le psychiatre Boris Cyrulnik, ancien signataire de « l'appel contre l'abus de psychotropes et la médicalisation du mal-être », beaucoup de ses patients ont abandonné les médicaments lorsqu'ils se sont inscrits dans des groupes de marche. Parler aux autres, aller au cinéma, faire du sport, cuisiner pour les amis, chanter dans une chorale, crée du lien, du sens et de la solidarité. Pour le médecin, « tout cela a valeur de psychothérapie ».

Chaque fois que l'on fabrique du plaisir (ou de la douleur), on joue sur la transmission des endorphines (tranquillisants et antidouleurs naturels, voir p. 274). Par ailleurs, quand l'attention n'est plus focalisée sur soi, la perception du signal de la douleur est moindre (les Anglo-Saxons parlent alors de *distractors*). Chanter, danser ou jouer, etc., aident à se sentir mieux en apprivoisant et en transformant le corps fermé, tendu, verrouillé, protégé (bras croisés, jambes serrées, mâchoires crispées). Elles permettent de relâcher l'émotion, d'assouplir le corps, de remettre du lien, de l'ouvrir à la vie, de dire oui à l'émotion et à la relation.

Les petits bonheurs s'ajoutent aux petits bonheurs et finissent par tisser le Bonheur : plus on a de moments agréables à travers le corps, l'esprit ou la rencontre, plus on change sa relation au monde et plus on crée un sentiment d'ouverture léger, avec des conséquences positives sur l'organisme tout entier.

Une pièce de théâtre, un roman, une soirée entre amis, une musique qu'on aime augmentent la dopamine (neuromédiateur du plaisir et du désir qui stimule le circuit de la récompense dans le cerveau) et la sérotonine (neuromédiateur du plaisir de la relation). La neuro-imagerie permet même de visualiser les zones entraînées à mieux fonctionner grâce aux relations agréables, elles sont plus épaisses sur le cortex.

Prenez-vous pour une chaise

Considérez votre équilibre psychique (et votre estime personnelle) comme une chaise à quatre pieds : le pied professionnel, celui de la vie intime (votre couple, vos parents, vos enfants), celui de la vie amicale et sociale (vos sorties, vos rencontres) et celui de la relation à vous-même. Si vous accordez une importance démesurée à un pied (le travail par exemple), au détriment des trois autres, vous perdez votre équilibre, malgré les bénéfices secondaires apportés par la réussite professionnelle. L'excès d'un côté résulte de manques ailleurs. Autrement dit, derrière le trop, cherchez le trop peu.

Il est important de vous poser les bonnes questions : qu'est-ce qui fait que vous êtes heureux ou que vous ne l'êtes pas, dans les quatre piliers de votre vie ? Écrivez-le noir sur blanc, avec d'un côté les plus et de l'autre les moins. Demandez-vous comment rester cohérent et fidèle à vous-même.

Il faudra parfois aboutir aux extrêmes pour vous rendre compte que vous êtes allé trop loin. Ce n'est pas grave, l'important est de tendre vers vous-même. Finalement, on en revient toujours à l'injonction de Socrate : « Connais-toi toi-même. »

Les mondes imaginaires

Pour le cerveau, imaginer une situation, c'est comme la voir. Et penser une situation, c'est comme la vivre. Les études en neurosciences ont révélé que les mêmes zones corticales étaient activées. Autant profiter de ce merveilleux pouvoir pour prendre un certain contrôle sur son corps.

QUE SE PASSE-T-IL DANS UN CERVEAU QUI IMAGINE ?

Lorsqu'une personne pense à une image, son cortex optique est stimulé de la même façon que s'il voyait *réellement* cette image. Il s'ensuit une cascade de réactions en chaîne, activation de la partie inférieure du cerveau et notamment du système limbique, le cerveau des émotions. En moins de 100 millisecondes, le message est analysé (information neutre, négative ou positive). Il est ensuite relayé via le système nerveux autonome et différentes glandes qui sécrètent à leur tour des hormones déclenchant des effets à différents niveaux, cardiovasculaires, respiratoires, etc. La visualisation d'images mentales positives provoque ainsi une libération d'hormones apaisantes.

CRÉER UN LIEU PSYCHIQUE

L'univers intérieur peut être assimilé à une sorte de « lieu psychique », un endroit où l'on peut se retrouver, seul, au plus profond de son intimité. Ce retour à une certaine solitude peut être vécu par certaines personnes comme une forme de régression, une perte de contact avec le monde réel et avec les autres, une plongée au fond de soi-même parfois peuplée de souvenirs douloureux et de pensées dérangeantes, un peu comme si l'on atteignait la réalité d'un cauchemar au cours du sommeil.
Mais l'imaginaire est également le lieu mental où tout est possible, où germent les idées positives, les rêves, tout un univers accessible par le seul pouvoir extraordinaire de la pensée. C'est là que les créateurs vont puiser leur

inspiration, imaginer des mots, des couleurs, des tableaux, des musiques, des formes, des palais, des rencontres… Et c'est également là que chacun peut accéder à un état hypnotique, qu'il soit artiste ou pas.

Concrètement…

Réservez chaque jour un moment (peut être le prélude à une sieste ou à l'endormissement) pour plonger dans un lieu apaisant. Il peut être réel ou imaginaire. Il doit être accessible sans contrainte, harmonieux, éventuellement habité par des personnes que vous aimez et qui vous aiment. Même si ces personnes ont disparu, vous allez pouvoir recréer avec elles des histoires, mais uniquement des histoires plaisantes.

Parcourez ce moment en le peuplant de pensées positives, comme lorsque vous étiez enfant et que vous partagiez avec un ami imaginaire des histoires extraordinaires. Meublez-le au besoin, accrochez-y des tableaux, ne lésinez pas, rien n'est trop beau pour vous.

N'y laissez entrer personne d'autre que ceux que vous avez choisis et qui vous font du bien. S'il y a des intrus, sortez de ce lieu, vous y reviendrez plus tard. Car ce lieu, c'est votre refuge, et personne ne peut vous l'enlever ni vous en chasser. Dans les moments difficiles, ce lieu imaginaire peut vous sauver la vie.

L'HYPNOSE ET L'AUTOHYPNOSE

Ces deux techniques sont des outils puissants qui permettent de plonger dans un univers où l'on peut prendre de la distance avec la douleur et retrouver un peu de paix et de réconfort. Ces outils thérapeutiques sont accessibles à toute personne qui accepte de lâcher prise avec le réel.
Le travail de suggestion accompli avec le thérapeute est progressif, doux, et respectueux de la personnalité de chacun. Un sentiment de confiance, un souvenir de réussite peuvent ainsi petit à petit être associés à une situation, qui suscitait l'angoisse du patient, ce qui lui permettra de ne plus la craindre. L'hypnothérapie s'étend sur plusieurs séances (au moins trois ou quatre[65]). Grâce à l'hypnose, le patient est actif face à son traitement.

La technique d'autohypnose peut être enseignée par le thérapeute et reproduite ensuite à volonté chez soi. Les applications les plus connues sont

la lutte contre le stress, le trac, l'anxiété, les troubles du sommeil, les maladies psychosomatiques, certaines maladies cutanées à forme dominante psychique comme le psoriasis ou l'eczéma, les maladies intestinales chroniques.
Ces techniques permettent un accès à l'univers intérieur qui participe de la connaissance de soi-même. Elles rejoignent les techniques de méditation (voir p. 285). Apprivoiser son mental a des vertus considérables, pour laisser glisser sur soi les tracas de l'existence, mais aussi pour échapper aux conséquences du stress et de nombreuses maladies (voir p. 236).

4 TECHNIQUES À UTILISER EN CAS DE STRESS

- **Technique n° 1 : l'arrêt sur image.** Vous imaginez une scène agréable projetée derrière votre front (avec les odeurs, les sons, les couleurs), comme un vrai film. Demandez à cette image de se localiser au niveau du cœur, puis inspirez 5 secondes et expirez très lentement, en imaginant que l'image diffuse dans tout votre corps. Cette technique vous mettra en cohérence cardiaque. Le contrôle de votre respiration (très lente, profonde et régulière) agit sur la variabilité de votre fréquence cardiaque, l'expiration lente stimule le système parasympathique, ce qui ralentit le cœur.
- **Technique n° 2 : le body-scan.** Allongé, concentrez-vous progressivement sur chacune des parties de votre corps, les pieds, les mollets, les jambes, les bras, le ventre, la tête. En cas de stress, les perceptions sont floues, parfois inexistantes en certains points du corps. Portez votre attention sur les « zones blanches », là où va la pensée, va l'énergie, rétablissez peu à peu le contact, vous commencez à ressentir des fourmillements, le stress se diluera…
- **Technique n° 3 : le sourire intérieur.** Installez-vous au calme, imaginez que votre visage se détend, votre front se défroisse, vos mâchoires se desserrent, vos joues sont calmes, vos lèvres molles, votre visage adopte naturellement un léger sourire et provoque une détente complète de l'intérieur. Le rire intérieur n'a pas moins de vertu, le cerveau déclenche en plus des endorphines aux effets calmants et apaisants (voir p. 274).
- **Technique n° 4 : la bulle ou l'espace de sécurité.** Tentez de vous y réfugier mentalement. Vous pouvez vous sentir bien dans un endroit réel (une

maison de campagne, un jardin où vous vous sentez bien) ou un endroit imaginaire. Un peu comme en hypnose, plongez-vous dans vos perceptions (les couleurs, les sons, les odeurs, les sensations), travaillez cette image comme si elle était vraie.

La force de la pensée

On sait à quel point le stress, les pensées négatives et le pessimisme peuvent nous faire du mal. Mais ce qui marche dans un sens marche aussi dans l'autre : le cerveau peut lutter contre bien des maladies et aider à les guérir. Les « bonnes émotions » engendrent un cercle vertueux qui stimule les mécanismes de réparation et de récupération. Certaines de ses fonctions réparatrices sont accessibles à tous.

LA THÉRAPIE PAR L'ESPÉRANCE

Le corps possède des armes : système de défense immunitaire, clignotants qui l'alertent d'un danger (fièvre, etc.), endorphines (voir p. 274), substances antioxydantes (voir p. 48), et des outils de régénération : cicatrisation, consolidation des fractures, régénération des tissus, plasticité neuronale, homéostasie cellulaire (la capacité de détruire les cellules malades ou mutantes), etc.

Mais l'esprit possède aussi des ressources considérables qui ont trait à la volonté ou à la motivation, à la faculté de résilience, au courage, à la résistance... Certaines personnes hors du commun, par la seule force de leur esprit, sont capables de guérir alors même que les bilans et les analyses, voire le scepticisme des médecins, les avaient condamnées. Cette force, ce pouvoir de guérir, prend sa source dans les capacités mentales, mais également dans des processus plus complexes venus du plus profond de la personne, la faculté d'espérance, la confiance en l'avenir, la prière...

Pas de connotation religieuse à tout cela ! On peut prier sans croire en Dieu. La prière est une forme suprême de « lâcher-prise », une confiance sereine dans des ressources qui nous dépassent. Ces activités mentales permettent de sortir momentanément de conditions physiques difficiles, mais aussi d'activer des processus d'effet placebo (voir p. 160).

Comme bon nombre de pratiques, la prière peut permettre de réconcilier le corps et l'esprit pour faire front contre les maladies (douleurs chroniques,

Et la douleur s'apaise aussi

Des travaux menés à l'université de Caroline du Nord[67] révèlent qu'après seulement quelques jours d'entraînement (à raison de 20 minutes par jour), les personnes pratiquant la méditation de pleine conscience sous-évaluaient considérablement la douleur (57 % moins déplaisante, 40 % moins intense) par rapport aux personnes sans entraînement. L'hypothèse du *gate control* en neurologie montre qu'on peut substituer à une information douloureuse (mal au dos, gêne, inconfort...) une information positive extérieure.
La méditation joue un rôle essentiel pas seulement parce qu'elle favorise la libération d'endorphines, mais à cause de son effet psychologique décrit par le psychiatre Christophe André[68] : « Si quelque chose me fait souffrir, plus je réussis à l'accueillir dans un état de conscience élargie, moins cette chose occupe proportionnellement de place en moi. Si je me focalise sur ma douleur, celle-ci occupe 100 % de mon expérience de conscience ; si je parviens à faire coexister ma douleur avec l'observation que je fais de la neige qui tombe, de la musique qui joue, de la manière dont je respire, cette douleur va se fondre dans un ensemble plus vaste. » Un peu comme si la douleur se diluait.

maladies psychosomatiques, maladies graves comme les cancers ou les processus vitaux amenés à leur dernière extrémité).
La prière et l'espérance permettent de trouver du répit, et parfois, de stimuler les processus de régénération et de cicatrisation sans que la science médicale ne s'explique vraiment les processus à l'œuvre. Comme l'admettent certains médecins face à ces malades « miraculés », il faut le voir pour le croire !

Concrètement...

Le premier stade de la prière, c'est de la pensée magique : pensez à votre souhait le plus cher en souhaitant qu'il se réalise. Évoquez simplement ce souhait, retrouvez votre âme d'enfant.

Étendez ces souhaits à votre entourage. Prier pour les autres, c'est vous déconnecter de vous-même et de votre corps souffrant. Tant que vous aurez cette pensée altruiste, cela vous soulagera.

N'oubliez pas qu'au-delà des statistiques, le pronostic d'une maladie grave dépend aussi de votre force de guérir, de la confiance en vous et en vos médecins, et de votre volonté de survie et de guérison.

LA MÉDITATION

Les médicaments agissent directement sur le fonctionnement biochimique des cellules. La méditation, par la seule force de pensées positives, déclenche des événements biochimiques mesurables et sans effets secondaires. De nombreuses études ont démontré son intérêt pour le bien-être global, l'amélioration du sommeil, l'attention, la concentration, la lutte contre les troubles anxieux, le stress et la dépression. Mais pas que…

Au cours d'une séance de méditation, la respiration devient naturellement plus lente, les battements du cœur diminuent de 15 %, les marqueurs du stress (lactates sanguins et cortisol) chutent significativement, alors que les marqueurs du bien-être comme la sérotonine s'élèvent pendant plusieurs heures. La tension artérielle s'apaise. Après trois mois de pratique, on observe déjà un renforcement du système immunitaire, une hausse de 20 à 30 % des anticorps, une augmentation des cellules-souches dans le sang.

Même en cas de dépression grave, cette pratique présente un intérêt : le risque de rechute l'année suivante est quasiment réduit de moitié après six mois d'exercice de la méditation en pleine conscience associée à une thérapie comportementale et cognitive[66].

Concrètement…

Parmi les nombreuses méthodes, les plus courantes sont la méditation transcendantale, la méditation zen, la méditation en pleine conscience et la méditation vipassana. Au début, cependant, rien ne remplace quelques séances guidées par un praticien. Pour choisir la technique adaptée à vos besoins, vous pouvez consulter : www.apprendre-a-mediter.com

De plus en plus répandue, la méditation en pleine conscience, ou *mindfulness*, est une technique de lâcher-prise qui permet de se poser en observateur de soi-même. Vous pourrez trouver des adresses sur cette adresse : www.association-mindfulness.org

L'évocation du passé

Chacun d'entre nous possède ses petites « madeleines », ces évocations du passé si bien décrites par Marcel Proust. Leur douceur, leur parfum, nous replongent dans des moments privilégiés. Mais nous gardons aussi en mémoire des souvenirs douloureux ou pénibles. Revisiter les meilleurs souvenirs plutôt que les pires, c'est s'ouvrir à plus de bonheur. Cette démarche peut aussi aider à surmonter la douleur.

APPRENDRE LA DISTANCE

Toute situation ayant un impact émotionnel est emmagasinée durablement dans la mémoire. Les souvenirs sont ensuite revisités, transformés, embellis ou assombris, selon l'orientation psychologique de chacun. Certains sont parfois évacués ou refoulés, mais leur trace persiste dans l'inconscient, puisqu'ils ont eu un impact émotionnel. Ils émergent au travers des lapsus ou des actes manqués et peuvent ressurgir aussi au cours d'une psychothérapie. Ces souvenirs sont parfois des expériences solitaires, le plus souvent rattachés à des lieux (les souvenirs d'une maison d'enfance), des odeurs (la madeleine de Proust), des sensations. La plupart mettent en jeu des rapports humains (les histoires familiales, sentimentales, personnelles). C'est pourquoi il est utile, dans les rapports qu'on entretient avec les autres, de s'attacher à fabriquer, autant que faire se peut, les meilleurs souvenirs possible.

La façon d'envisager son passé conditionne souvent une certaine vision de l'avenir. Si on a peu d'estime pour son parcours de vie, on risque de se « programmer » pour un triste destin, quoi qu'il advienne par la suite, événements heureux ou pas. À l'inverse, si on s'estime plutôt gâté par l'existence, on saura mettre au placard de la mémoire la plupart des événements négatifs pour ne retenir que les meilleurs, ceux qui accréditeront qu'on a « plutôt de la chance ».

L'humour est un autre moyen de tenir à distance les événements malheureux. Pouvoir rire de ses mésaventures montre qu'on les a en quelque sorte digérées et acceptées.

LE SOUVENIR DU BONHEUR RECRÉE LE BONHEUR

Se remémorer un bonheur éprouvé permet de fabriquer à nouveau des endorphines (voir p. 274), exactement comme au moment où on a vécu les choses pour la première fois. C'est une image mentale, une bulle dans laquelle on se sent bien. Il est vital de se créer une banque de souvenirs positifs la plus riche possible, dans laquelle on pourra puiser ultérieurement des forces avec bienveillance. Un peu comme ces photos sépia que l'on regarde avec tendresse.

Dans la mesure du possible, il est important de neutraliser les mauvais souvenirs en les relativisant, en cessant de les ressasser, en les retravaillant au moyen d'une psychothérapie, en les revisitant par de nouvelles images mentales. On ne peut pas réécrire l'histoire – ce qui est arrivé est arrivé –, mais on peut la lire autrement et l'interpréter en lui donnant un sens acceptable.

L'IMPORTANCE DE NOS OUBLIS

L'incapacité à rappeler un souvenir n'est pas toujours anodine (par exemple, on a oublié tel nom ou tel visage qui nous rappelle une période pénible de la vie, rupture ou accident). C'est ainsi qu'on peut occulter des pans entiers de sa vie. Les périodes gênantes ou trop douloureuses sont passées au blanc. Cette « stratégie de l'oubli » a ses bons côtés, car elle permet de ne retenir

Des souvenirs agréables aux bienfaits physiques

Une étude anglo-saxonne[69] a montré que la simple remémoration d'un souvenir agréable induisait plusieurs minutes de cohérence cardiaque et une augmentation, pendant les 6 heures qui suivaient, des immunoglobulines A (des anticorps disposés en première ligne contre les agents infectieux extérieurs). Mais l'inverse est vrai aussi : la simple évocation d'un souvenir malheureux provoque un chaos au niveau cardiorespiratoire et une chute des anticorps pendant les heures qui suivent.

que les aspects les plus « clairs » de son histoire, de les revisiter avec plaisir, donc d'envisager le futur avec plus d'optimisme.

Mais le refoulement des zones d'ombre et le refus de les prendre en compte peuvent resurgir par des voies détournées (dépression, maladies psychosomatiques…). Dans la théorie psychanalytique, « on n'oublie rien, on refoule, c'est tout ». Rêves et lapsus font ressurgir par bribes fugitives ces « trous de mémoire » significatifs. La psychothérapie analytique ou l'hypnose peuvent aussi aider à les faire remonter à la surface. Car quand ces souvenirs oubliés s'expriment trop fort et font trop mal, il faut s'y atteler à bras-le-corps et les travailler pour en atténuer la blessure.

Concrètement…

- Quand vous évoquez le passé, essayez toujours d'en considérer les côtés positifs.
- Soyez bienveillant avec vous-même comme avec les autres.
- Fabriquez pour vos enfants des souvenirs heureux (moments en famille, voyages, anniversaires…), qui leur serviront de repères tout au long de leur existence.
- S'il y a des éléments de la mémoire sur lesquels nous n'avons pas de prise (les lieux, les événements…), il en est d'autres sur lesquels on peut agir (activités, rapports humains). Donnez à vos enfants la possibilité de s'épanouir au travers d'activités diverses (musique, gastronomie, sport, théâtre, jeux de société, etc.) que vous pourrez partager avec eux (vacances, week-end, vie de famille…).

Épilogue

Dans ce livre que vous êtes en train de terminer, vous avez trouvé pléthore de conseils. Tous ne sont pas forcément à mettre en œuvre, mais certains vous concernent spécifiquement et vous le savez au fond de vous. Vous connaissez vos facteurs de risque, ou du moins vous les soupçonnez. Vous connaissez vos priorités, ou du moins vous les imaginez. Vous connaissez vos faiblesses familiales et certains risques génétiques, ou du moins vous pouvez vous renseigner. En fonction de tout cela, vous pourrez modifier avec bénéfice vos comportements et apporter vous-même la preuve qu'il est possible de changer votre destin.

Si l'on ne s'attache pas à la cause profonde des événements qui nous touchent, on ne percevra que l'écume des vagues qu'elle provoque.

Petite confidence : lorsque nous avons commencé ce livre, nous écrivions assis devant l'ordinateur. Lorsque nous l'avons terminé, nous écrivions debout et nous répondions au téléphone en marchant. Nous avons ignoré l'ascenseur plus souvent. Nous avons maintenant un podomètre. Nous allons à nos rendez-vous à vélo dès que le temps le permet. Nous mangeons moins de viande (beaucoup moins). Nous sommes encore plus heureux de rire, nous savons que les dîners avec nos amis nous bombardent d'antioxydants et de molécules impliquées dans le circuit de la récompense. Nous mesurons davantage la force de notre esprit et nos facultés d'autoréparation…

Et si c'était simplement ça, le pouvoir de changer son destin ?

ANNEXES

50 (petits) antidotes et gestes salutaires

1. N'avalez pas d'un trait la théière (ou cafetière) tous les matins : cela épuise vos reins. Étalez sur la matinée.
2. Buvez 1,5 litre d'eau par jour, sans attendre d'avoir soif.
3. Vérifiez la couleur de vos urines. Si elles sont foncées, réhydratez-vous.
4. Lavez-vous les dents deux fois par jour : vous minimiserez le risque global de maladie.
5. Lavez-vous les mains avant de passer à table, en sortant des toilettes, après les transports en commun…
6. Aux toilettes, surélevez vos jambes sans vous incliner vers l'avant : l'évacuation sera facilitée.
7. Après avoir été à la selle, essuyez-vous d'avant en arrière.
8. Ne vous « retenez pas » d'uriner : cela permet l'évacuation régulière des germes de votre vessie.
9. Limitez-vous à trois verres de vin rouge par jour pour les hommes, deux pour les femmes ! Réservez les écarts pour les jours de fête.
10. Cinq fruits et légumes tous les jours, au minimum !
11. Du poisson deux fois par semaine (un gras et un maigre).
12. 500 g de viande maximum dans la semaine !
13. Préférez la viande moins cuite (elle contient moins de composés cancérogènes).
14. Si vous êtes enceinte, c'est l'inverse : faites bien cuire la viande à cause de la toxoplasmose, etc.
15. Usez et abusez des marinades (bourrées d'antioxydants de vrais contrepoisons).
16. Mangez varié avec un maximum de couleurs (donc d'antioxydants) dans votre assiette.
17. Supprimez la salière à table, cela améliorera votre tension.
18. Épicez vos plats pour faire le plein d'antioxydants.
19. Évitez les taches brunes des fruits et légumes à cause des toxines.

20. Éliminez le « noir » des aliments (barbecue, pain grillé).
21. Ne mangez pas le beurre rance, car il est oxydé.
22. Au micro-ondes, faites cuire vos aliments dans du verre et non dans du plastique (il y a migration des bisphénols A et des phtalates).
23. Dormez dans le noir complet : vous sécréterez plus de mélatonine.
24. Éteignez votre téléphone portable pendant votre sommeil.
25. Signalez à votre dentiste les aphtes ou croûtes sur la bouche qui ne guérissent pas au bout de quelques semaines.
26. Remplacez la ou les dents qui vous manquent, vous éviterez migraines, maux de dos, ballonnements, etc.
27. Au-delà de quatre médicaments, bien malin qui peut dire ce qui se passe dans l'organisme. Demandez à votre médecin de faire le tri.
28. Marchez tous les jours une demi-heure d'un bon pas (le double si vous voulez affiner votre silhouette).
29. Surveillez la graisse de votre ventre : c'est un facteur de risque important.
30. Portez sur vous un podomètre : vous augmenterez spontanément votre activité physique.
31. Faites les cent pas en téléphonant pour limiter la position assise.
32. Éloignez la corbeille de votre bureau : vous vous lèverez plus souvent.
33. Restez assis moins de 6 heures par jour si possible.
34. Levez-vous toutes les deux heures pour marcher deux à trois minutes. C'est un contrepoison radical à la sédentarité.
35. Étirez-vous souvent en bâillant : cela régénère.
36. Faites du vélo d'appartement devant votre télévision, vous ferez ainsi d'une pierre deux coups.
37. Regardez la télévision moins de 3 heures par jour.
38. Instaurez une soirée sans télévision par semaine : c'est bon pour la santé, le couple, la vie sociale.
39. Ne croisez pas les jambes : cela augmente, entre autres, la tension artérielle.
40. Devant l'ordinateur, faites des pauses visuelles et regardez au loin.
41. Profitez du soleil, mais sans trop vous exposer non plus.
42. Organisez votre lieu de vie pour éviter les accidents domestiques.
43. Faites le ménage et le vide : je range, je trie, je choisis, je jette, je me libère… C'est une vraie thérapie !
44. Choisissez bien votre médecin traitant, c'est un vrai médicament.

45. La médecine se joue à deux : le médecin et le patient. Chacun doit jouer sa partition. Jouez la vôtre.
46. Écoutez les clignotants de votre corps et consultez quand ça « clignote » de manière inhabituelle ou répétée.
47. Observez-vous, écoutez-vous. Vous savez mieux que personne ce qui est bon pour vous (les aliments qui vous réussissent, les traitements que vous ne supportez pas...). Agissez en conséquence ou parlez-en avec votre médecin.
48. Pratiquez un art ou une passion qui vous rende heureux.
49. Se faire du bien, c'est bien ; cesser de se faire du mal, c'est encore mieux ! Prenez conscience de ce qui vous détruit à petit feu.
50. Posez-vous des défis tous les jours : cela vous rendra plus autonome, moins dépendant des autres, plus libre, et vous vieillirez moins vite.

Passage à l'acte !

Vous voulez évaluer vos risques face à la maladie et augmenter votre bien-être ? Il vous suffit de vous connecter sur ce site :

www.peachme-up.com

Peachme-up est le premier système expert au monde capable d'évaluer vos risques et vos faiblesses en matière de santé.
À partir de 45 facteurs de risque, Peachme-up évalue vos risques sur 60 maladies et vous présente les 12 axes sur lesquels vous pouvez agir pour vivre mieux, en forme et en meilleure santé.

COMMENT ÇA MARCHE ?

Connectez-vous sur votre ordinateur ou sur votre smartphone, via l'adresse du site ou le flashcode ci-dessus, et le système expert intelligent vous posera des questions comme un vrai médecin et vous proposera des solutions pratiques (coaching en nutrition, tabacologie, psychologie, etc.) strictement adaptées à vous.
Peachme-up est anonyme et gratuit. Il est fondé sur l'expertise d'une équipe médicale et l'expérience de médecins urgentistes.
Peachme-up vous rassure quand c'est possible et vous alerte quand c'est nécessaire.

Notes

1. 1er octobre 2015. Cette conférence est visible sur YouTube.
2. Décret du 1er juillet 2008.
3. Thierry Janssen, *Le Défi positif*, Les liens qui libèrent, 2011.
4. Fabrice Papillon et Héloïse Rambert, *Le Ventre, notre deuxième cerveau* (Tallandier/Arte Éditions, 2014).
5. Selon Joël Doré, chercheur à l'Institut national de la recherche agronomique (INRA).
6. Source IEDM (Institut européen de diététique et de micronutrition).
7. Publiée en ligne dans les Mayo Clinic Proceedings du 29 janvier 2015 par James Di Nicolantonio et ses collègues du Saint Luke's Mid America Heart Institute (Kansas City).
8. Communication « Bien boire au quotidien : quel impact sur les performances intellectuelles et sportives ? », Médec 2009.
9. A.C. et N.R. Grandjean, « Dehydration and Cognitive Performance », *Journal of the American College of Nutrition*, 2007.
10. Agence nationale de sécurité sanitaire de l'alimentation, de l'environnement et du travail.
11. Richard Beliveau et Denis Gingras, *La Méthode anticancer*, Flammarion, 2014.
12. Étude conjointe de l'Inserm et de l'University College London publiée dans la revue Neurology (janvier 2014).
13. Journée scientifique de l'Ireb (Institut de Recherches scientifiques sur les Boissons) du 5 décembre 2012.
14. Sur le site www.mangerbouger.fr du ministère de la Santé et de l'INPES, vous trouverez dans « La machine à décoder les aliments mystérieux » des repères au quotidien, des comparateurs par famille d'aliments, et vous comprendrez au passage les allégations les plus subtiles.
15. Lionelle Nugon-Baudon, *Toxic-bouffe*, Éditions Jean-Claude Lattès, 1994.
16. *La brioche tue plus que le cholestérol*, Odile Jacob, 2012.
17. Étude NutriNet Santé (2010).

18. Lee K.W., Kim Y.J., Lee H.J. et Lee C.Y., « Cocoa has more phenolic phytochemicals and a higher antioxidant capacity than teas and red wine », *Journal of Agricultural and Food Chemistry*, 2003.
19. Serafini M. et al., *Nature*, 424:1013, 2003.
20. Étude conduite par des chercheurs du Centre international de recherche sur le cancer (Circ), à Lyon, et publiée en novembre 2014 dans *Lancet Oncology*.
21. Source : www.syndromedelabedaine.org, hôpital Bichat, service nutrition.
22. La chercheuse Lydia Kuo avait déjà montré, dans une étude publiée en 2007 dans *Nature Médecine*, qu'un stress chronique provoqué chez la souris (par le froid ou par la présence d'une congénère agressive) induisait une diminution rapide du sommeil accompagnée d'une nette augmentation de la graisse abdominale.
23. Menée à l'université de Rockville et publiée en 2002 dans le *New England Journal of Medicine*.
24. Étude conduite à l'université de Sydney entre 2006 et 2010.
25. *Journal of the National Cancer Institute*, juin 2014.
26. Publiée dans le *Biophysical Journal* en mars 2014.
27. Merci à Isabelle Aulanier, animatrice de l'atelier gym tao à la thalasso de Royan, inspiré de l'école du Troisième Souffle créé par Jean-Marc Ortéga.
28. Source : programme « 5 minutes pour les veines » de VenaVita (www.vitagate.ch).
29. Étude menée par l'Institut national de prévention et d'éducation pour la santé (INPES).
30. Selon le réseau Morphée (www.reseau-morphee.org) qui propose le DVD interactif *Sommeil de l'enfant et de l'adolescent*.
31. Patrick Lemoine, *Le Mystère du placébo*, Odile Jacob, 1996.
32. Selon l'Institut national de prévention et d'éducation pour la santé (INPES).
33. Source : Institut Alfred-Fournier (http://www.institutfournier.org).
34. Étude publiée en 1998 dans la prestigieuse revue britannique *The Lancet* dont le retentissement a été considérable. Le journal a retiré cette publication en 2010, sur la base d'enquêtes ultérieures ayant démontré des données falsifiées à la base.

35. Pandémie entre 2009 et 2010.
36. Des plaintes ont été déposées depuis 2013, accusant le vaccin de provoquer des scléroses en plaques, sans que la littérature scientifique confirme le lien de cause à effet.
37. *JIM on line* du 25 juin 2015.
38. Communiqué du 24 juin 2015.
39. Sources : sante.gouv.fr et Inpes.
40. Étude publiée en septembre 2015 dans *The Lancet*.
41. Publiée en septembre 2014.
42. En 2005. Depuis, l'Afssaps est devenue l'Agence nationale de sécurité du médicament et des produits de santé (ANSM).
43. On comptait 6 600 nouveaux cas et 2 400 décès par an en 1975, contre 3 000 nouveaux cas et 1 000 décès par an aujourd'hui.
44. Étude publiée dans le *New England Journal of Medicine*. Cette méta-analyse regroupe une quarantaine d'études d'observations et une dizaine d'essais cliniques réalisés à travers l'Australie, l'Europe et l'Amérique du Nord.
45. University College de Londres, décembre 2008.
46. Marie Kondo, *La Magie du rangement*, First Éditions, 2015.
47. http://icar.univ-lyon2.fr/membres/jcosnier/emotions_et_sentiments.pdf
48. Avec des chercheurs de l'université de Penn State (Pennsylvanie, États-Unis), David Almeida a dirigé une étude auprès 2 000 personnes soumises à un stress normal pendant 1 semaine (travail, vie de famille, etc.). Les sujets étaient interrogés sur l'impact de ce stress sur leur vie quotidienne et on dosait plusieurs fois par jour le cortisol dans leur salive. La première expérience a été conduite en 1995 et renouvelée en 2005, le temps de voir survenir (ou pas) des problèmes de santé. Les personnes « velcro » sont plus affectées que les « teflon ».
49. Newsletter n° 1 de l'IENPA (Institut européen de nutrithérapie et de phytothérapie appliquées).
50. Travaux réalisés à l'université de Davis, en Californie.
51. Institut national du cancer (INCA), communication du 23 juin 2015.
52. Publiée en 2014 par l'Institut scientifique de santé publique (ISP).
53. Étude parue dans le *British Medical Journal* et qui analyse 26 publications sur le sujet.
54. Selon l'OMS.

55. Si on prend l'hypothèse de 3,5 milliards d'adultes sur 7 milliards en excluant les trop jeunes ou trop âgés, avec une moyenne de 110 rapports par an (un peu plus de 8,7 par mois), on arrive à un nombre de 192,5 milliards de rapports sexuels par an dans le monde, 6 100 rapports sexuels par seconde. (Source : planetoscope.com)
56. Étude publiée en 2000 par le *British Medical Journal.*
57. Selon Graham Giles (Cancer Council of Victoria), auteur d'une étude australienne réalisée sur près de 2 500 hommes.
58. Selon une étude publiée dans le *Journal of the American Medical Association.*
59. *Biological Psychology*, vol. 71, p. 214-222.
60. Schulz et al., « Pessimism, Age, and Cancer Mortality », *Psychology and Aging*, 1996.
61. Holt-Lunstad J. et al., « Social relationships and mortality risk : a meta-analytic revew », *PLos Medicine*, 2010.
62. *La Solution intérieure*, Fayard, 2006 ; *La maladie a-t-elle un sens*, Fayard, 2008 ; *Le Défi positif*, Les liens qui libèrent, 2011.
63. Albert Jacquard, *Petite philosophie à l'égard des non-philosophes*, Le Livre de poche, 1999.
64. Alain Braconnier et Daniel Wildocher, *Choisir sa psychothérapie*, Odile Jacob, 2006.
65. Sources : 7e édition du Forum de l'hypnose et des thérapies brèves, Biarritz.
66. Étude de Teasdale et al. publiée en 2000 (*Journal of Consulting and Clinical Psychology*).
67. Étude de Zeidan et al. publiée en 2011 (*Journal of Neuroscience*).
68. Christophe André, *Votre cerveau n'a pas fini de vous étonner*, Albin Michel, 2012.
69. Rein et al., « Effects of positive and negative emotions on salivary IgA », *Journal for the Advancement of Medicine*, 1995.

Bibliographie

Collectif, *Activité physique. Contextes et effets sur la santé*, rapport public, août 2008, Éditions de l'INSERM (Institut national de la santé et de la recherche médicale).

Christophe André, *Méditer jour après jour* (CD d'entraînement inclus), L'Iconoclaste, 2011.

Dr Richard Beliveau et Dr Denis Gingras, *La Méthode anti-cancer*, Flammarion, 2014.

Dr Laurence Benedetti et Dr Didier Chos, *Maigrir intelligent*, Albin Michel, 2015.

Thierry Janssen, *La solution intérieure. Vers une nouvelle médecine du corps et de l'esprit*, Fayard, 2006. — *Le défi positif. Une autre manière de parler du bonheur et de la bonne santé*, Les liens qui libèrent, 2011.

Patrick Lemoine, *Le Mystère du placebo*, Odile Jacob, 1996.

Sylvain Mimoun et Rica Étienne, *Côté cœur, côté sexe*, Albin Michel, 2014.

Dr Édouard Pélissier, *La brioche tue plus que le cholestérol*, Odile Jacob, 2012.

Dr Sylvie Royant-Parola, *Comment retrouver le sommeil par soi-même*, Odile Jacob, 2008.

Remerciements

Merci à tous ces médecins et à ces spécialistes qui, au fil des années et de nos interviews, ont permis de nourrir ces chapitres de leur expérience et de leur expertise irremplaçable.

Dr Sylvie Royant-Parola, psychiatre, présidente du réseau Morphée, premier réseau de santé consacré à la prise en charge des troubles du sommeil.

Dr Patrick Lemoine, psychiatre, docteur en neuroscience et chercheur, il est l'auteur de nombreux ouvrages sur le placebo, le stress et le sevrage des médicaments.

Pr Martine Duclos, chercheuse et chef du service de médecine du sport du CHU de Clermont-Ferrand, présidente de la commission Activité physique-Santé de la Société française de médecine du sport et de l'exercice.

Pr François Carré, cardiologue et physiologiste au CHU de Rennes, président de l'observatoire de la sédentarité.

Nathalie Négro, diététicienne responsable du Centre Nutritionnel des Thermes de Brides-les-Bains.

Dr Jean-Paul Curtay, médecin, pionnier de la nutrithérapie en France et spécialiste du vieillissement.

Dr Laurence Benedetti, spécialiste en nutrition et micronutrition.

Dr Didier Chos, président de l'IEDM (Institut européen de diététique et micronutrition).

Pr Jean-Michel Lecerf, spécialiste en endocrinologie et maladies métaboliques, chef de service de nutrition à l'Institut Pasteur de Lille.

Joël Doré, chercheur à l'INRA (Institut national de la recherche agronomique).

Dr Édouard Pélissier, chirurgien en cancérologie

Pr Jacques Blacher, chef du service de l'unité Hypertension artérielle, prévention et thérapeutiques cardiovasculaires à l'Hôtel-Dieu, Paris.

Pr. Claire Mounier-Vehier, cardiologue-hypertensiologue au CHRU de Lille, présidente de la Fédération française de cardiologie.

Pr Michel Reynaud, chef du département psychiatrie et addictologie à l'hôpital Paul-Brousse, Villejuif.

Dr Boris Cyrulnik, neuropsychiatre spécialiste de la résilience et auteur de nombreux ouvrages ayant rencontré un immenses succès.

Dr Lamboley, président de l'Association européenne des médecines intégratives.

Dr Thierry Janssen, chirurgien et psychothérapeute spécialisé dans l'accompagnement des maladies du corps, auteur de plusieurs ouvrages de référence qui explorent les nombreuses facettes de la guérison.

Dr Pierrick Hordé, médecin allergologue à Paris.

Dr Sylvain Mimoun, gynécologue, andrologue, président de la Société française de gynécologie psychosomatique.

Dr Brigitte Letombe, gynécologue médicale à l'hôpital Jeanne de Flandre, Lille.

Dr Jean-Marc Bohbot, médecin infectiologue, directeur du département IST et d'andrologie de l'institut Alfred-Fournier, Paris.

Dr Marie Veluire, gynécologue obstétricienne, sexologue et hypnothérapeute.

Dr Christian Jamin, spécialiste en médecine interne, endrocrinologie et gynécologie médicale.

Index

D

I

J

L

M

O

P

R

S

Table des matières

VIVRE EN BONNE SANTÉ, ÇA S'APPREND !

SE PROTÉGER ET SE SOIGNER, ÇA SE DÉCIDE

VIVRE EN HARMONIE, ÇA SE CONSTRUIT

ANNEXES

Achevé d'imprimer en août 2016
par Rotativas Estella, en Espagne.
Dépôt légal septembre 2016.
978-2-501-10473-9
1800240